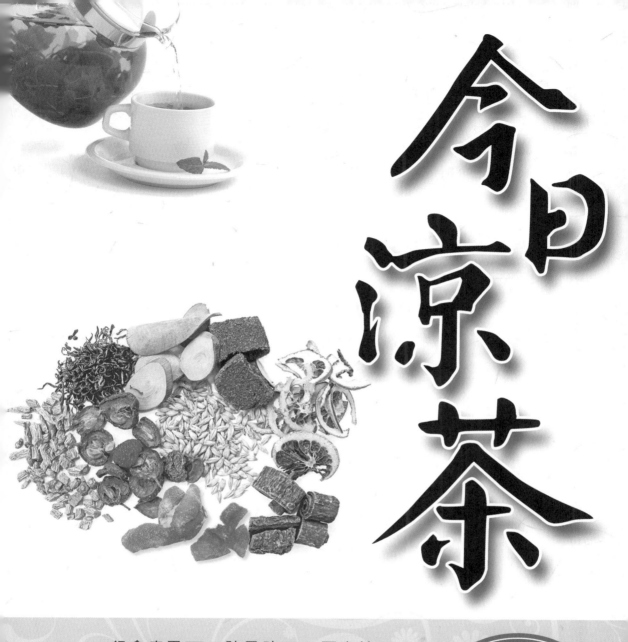

今日涼茶

佘自強 編著

【養生國粹】

純天然藥材實現中醫排毒、保健、防病理念，全面突破傳統涼茶功效局限

【按需索茶】

助你掌握功效、宜忌及適用體質，環境、節氣等要訣，迅速找到最佳驗方

【獨家提供】

甲流（Ｈ１Ｎ１）、手足口病、非典、急性腸胃炎、禽流感、霍亂等數十種流行疾病預防組方

秘傳配方
王老吉、二十四味、葫蘆茶、魯太爺甘露茶、神麴茶、七星茶

熬製方法

目錄

003　　　序

004　　　如何使用本書

007　　　涼茶的由來與發展

009　　　煲一壺好涼茶

012　　　涼茶「會喝」更有效

015　　　按需索茶

015　　　各種疾病適用涼茶

024　　　兒童適用涼茶

027　　　長者適用涼茶

028　　　各種體質人群適用涼茶

031　　　四時適用涼茶

032　　　簡易涼茶

033　　　傳統涼茶

075　　　常見疾病適用涼茶

203　　　傳染病、災害疫病應急涼茶

235　　　現代涼茶

243　　　附錄一：部分藥材常用別名對照表

244　　　附錄二：筆劃索引

　　道，與造物者同生，與天地為一，古今之涼茶，其方莫不出自民間。廣東涼茶，是嶺南地區一種特有的、歷史悠久的植物清涼飲料。作為民間行之有效的醫藥形式，以清熱、解毒、祛濕為主的傳統涼茶，既是「一方水土養一方人」的環境產物，也是中醫對治理論在嶺南氣候地理條件下的成功應用。而隨著時代的變遷，涼茶也與時俱進，在原有基礎上開發出性味更平和，品類更多元，以清熱排毒、生津、祛濕、平衡養生為主效的現代涼茶。同時涼茶還在歷次的流行性傳染病中發揮了積極的預治作用。這蘊含著中醫「治未病」精神和嶺南文化的涼茶，於新世紀入選國家非物質文化遺產，受到相應的重視和保護，擁有了前所未有的發展前景。

　　據我所知，目前涼茶的產銷量正逐年上升，並有進一步向外地乃至全世界推廣的趨勢，但專門介紹涼茶相關知識的書籍卻寥寥無幾，與市面上星羅棋布的涼茶鋪顯然「不成比例」。因而在此向大家推介佘自強藥師最新編著的《今日涼茶》確是理所當然，且十分必要。該書收集了將近200個涼茶品種，幾乎涵蓋了傳統涼茶、現代涼茶乃至最新的「時尚涼茶」，而且每種涼茶均附有配方彩圖及詳細方解；其中像「王老吉」等經典廣東涼茶的配方，更是「獨家披露」。而佘君積數十年深厚中醫藥知識的方解，則無疑凸顯了該書的專業性、適用性、可讀性及權威性。尤為難得的是，該書還收集了預防甲型H1N1流感、非典（SARS）、手足口病、高致病性禽流感，以及一些新型「疫症」的涼茶處方，並同樣以獨到的「心得」加以解讀，使之大大拓展了「涼茶」概念的內涵，從而賦予涼茶以鮮活的時代特徵。

　　祝願佘君有更多更好的作品問世，以惠民生，以和自然。

　　是為序。

佘紹源

如何使用本書

　　本書主要包括三大部分：涼茶知識、按需索茶以及涼茶方解，共收錄涼茶將近200種。根據傳統中醫「辨證施治」的精神，辨症、因人、應季選用適宜的涼茶才能用得其所，充分發揮其積極作用，「茶」到病除。「涼茶知識」中有關於涼茶的來源發展，以及煲涼茶、喝涼茶的相關內容。「按需索茶」從各種疾病、百姓體質、特殊人群（長者與兒童）、季節等各個方面提供了詳細明確的指引，在選用涼茶之前宜先查閱此表，對照自身狀況，選擇最適宜的涼茶。

　　「涼茶方解」則對全文收錄的涼茶做出一一詳解，包括其原料及對應彩圖、煎煮方法、服用方式、功效、適用情況、使用宜忌、詳細方解等各項具體內容。以下為一個典型實例：

涼茶名稱。正文中所有涼茶按四個部分進行分類編排。書末另附涼茶名稱的筆劃索引，方便查閱

需要特殊處理的原料。通常情況下，成分難於釋出或具有一定毒性的藥物須先下，使成分充分釋出或降低毒性，一般比其他藥物早下10～20分鐘，特殊情況請遵醫囑；後下的材料因其藥性容易揮發，不可久煎，通常在熄火前10～20分鐘再下

涼茶的組成以及具體使用分量（以克為單位）。個別成分較複雜且已經配製成成藥出售的涼茶僅提供涼茶組成

涼茶的用法。除少數涼茶可泡或沖服外，絕大部分涼茶需要經煎煮後方能飲用。在本書中，1碗的量約為250毫升，1湯匙的量約為15毫升

涼茶所用藥物和食材之圖示。圖示僅展現材料的外觀形態，以助識別，不代表該種原料在本涼茶中的具體用量

涼茶的具體功效說明

涼茶的詳細方解。詳釋各原料在該涼茶中所發揮的作用，部分還提供了根據不同體質、年齡、症候、節氣等進行增減，以達到最佳功效的指引

涼茶的適用症候，請對症選擇。

涼茶的使用宜忌。

甘露茶

麥芽 15克	山楂 15克	鴨腳木葉 15克
神麴 10克	青蒿 (後下) 10克	藿香 10克
紫蘇葉 10克	防風 10克	青皮 6克

本茶為成藥，顏色苦，每包重6.6g，每次用1包，清水1碗半泡至大半碗飲用，亦可按上方自行配製，以清水2碗半煎至1碗飲用。

功效 清暑散熱、行氣消食、健胃和中。

適用 流行性感冒、外感頭痛、消化不良等。

方解 本茶氣芳香，味甘苦而微涼。本茶中青蒿清熱解表：防風解表祛風；藿香化濕濁以和胃；紫蘇葉利氣以化痰；山楂、麥芽、神麴消積導滯而開胃；青皮行氣消積而止痛；鴨腳木葉涼血解毒、祛風除濕。

宜忌 本茶消積導滯之力較強，孕婦慎用。

38

本書所推薦的均為民間傳統涼茶或多年驗方，但涼茶中所用的個別藥材（例如金錢草、射干、川牛膝等）如長期、過量服用或不正確使用時，會令人體產生不適。請讀者注意其使用方法並控制用量，或在醫師指導下使用，以策安全。

◆涼茶的由來與發展

涼茶是嶺南地區歷史悠久、獨具一格的清涼飲料，既是中國醫學的普及應用，也是民間自助性保健的產物。顧名思義，「涼茶」即指由性味寒涼的藥物或食材組成的湯茶。清熱解毒、消炎利濕是絕大多數涼茶所具備的主要功效。涼茶另一個突出的特點是具有濃厚的鄉土氣息，典型涼茶取材多以中草藥為主，其中不乏嶺南地區的藥草；其處方基本上源於歷代流傳於民間的獨味單方、驗方，這些都是中醫這個大寶庫的一個重要組成部分。

涼茶發源於廣東，從地理環境和氣候條件上而言，廣東地處中國南方沿海，秋冬乾燥，冬季少有嚴寒，春夏多雨，夏季暑濕相挾。人體易受濕邪入侵、溫病所困，民間創造出涼茶的飲食防治方式是百姓積極進行自我保健的突出體現。

廣東涼茶品種繁多，可謂縣縣不同，鄉鄉有異，諸如王老吉、甘和茶、廿四味、甘露茶、五花茶、七星茶、午時茶、欖蔥茶、神麴茶、合仔茶、汕頭戲布袋茶、湛江傷風咳茶、沙溪涼茶、石岐涼茶、羅浮山涼茶等，都已是家喻戶曉。隨著涼茶行業的發展壯大，涼茶鋪成為廣東乃至嶺南地區的一道獨特風景，在這片土地上生活的人們，一旦「頭暈身興」（粵語，即感冒初起時頭不適體感微發熱）、咽乾口苦、感冒咳嗽、尿少而黃等症狀出現時，都會到涼茶鋪飲涼茶，或到中藥店配些涼茶回家煎飲，往往能起到較佳的防治作用。由此可見涼茶的廣泛性和實用性，同時飲涼茶也符合中醫宣導的「治未病」原則，將調養身體，防患於未然視為上乘。

斗轉星移，隨著時代的發展，現代生活條件不斷改善，生活方式也發生了改變：體力勞動強度減弱，戶外活動減少，空調設備的普及對人體季節性調節的影響，造成了人體內陽

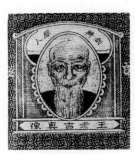

王老吉涼茶創始者王澤邦

氣隨季節的升發乏力。現代人的體質往往以「陽虛」居多，傳統常用的複方或單味草藥煎熬而成的涼茶，其藥性寒涼，現代人的「陽虛體質」亦未必能適應，加上進食高脂肪食物、日益嚴重的環境污染、熬夜、煙酒過量，毒素亦會在體內積聚。傳統涼茶偏重祛火，基本上不具備排毒解毒功能，不易排出體內毒素。針對現代社會環境及現代人快節奏、少鍛鍊的生活特徵、飲食習慣和體質特點，藥性平和、養生防病、不損胃氣，具有清熱解毒、平衡養生的獨特功效、適合現代人體質的現代涼茶應運而生，如鄧老涼茶、白雲山涼茶等。

近年來，自然災害與公共危機事件不時出現，由此引發公共衛生事件也不時威脅人們的健康，如非典（SARS）疫情、高致病性禽流感疫情、手足口病疫情，以及近期的甲型H1N1流感疫情等。自古以來，涼茶在防治瘟疫（相當於現代醫學所指的流行性傳染病）起了重要作用，飲用涼茶可以積極預防和輔助治療上述疫病。

隨著全球氣候變暖，以及廣東與全國各地、全世界逐漸增多的廣泛交流，涼茶亦日益走向全國乃至全世界。廣東涼茶從傳統的清涼飲品，發展到多了一種類型——現代型的清熱解毒、平衡養生的飲品；上世紀90年代又開創罐裝、紙盒包裝型的植物清涼飲料，成為了現代的「時尚飲品」而且除了在廣東研發生產外，全國各地均有，普及性頗高，銷量可觀。如今這三類源於廣東涼茶的傳統型涼茶、現代型涼茶、植物飲料並存，對人民的生活保健產生了積極、重要的作用。

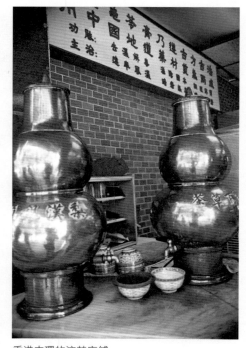

香港中環的涼茶店鋪

◆ 煲一壺好涼茶

煎涼茶與煎中藥一樣，雖十分簡單，但也有一定的講究。「藥聖」李時珍曰：「凡服湯藥，雖品物專精，修治如法，而煎藥者魯莽造次，水火不良，火候失度，則藥亦無功。」可見煎煮中藥湯劑（涼茶亦然）萬萬不可馬虎，做好以下幾個步驟，相信人人都能煎出好涼茶。

選好煲

煎煮涼茶的器具至關重要。傳統最常用的器具是陶瓷砂鍋，廣東民間稱為「茶煲」。陶製砂鍋是由石英、長石、黏土等多種原料經高溫燒製而成，其化學性質極為穩定，不易與涼茶原料的成分發生作用；受熱、傳熱緩慢且均勻，有利於原料有效成分的釋出。需要注意的是，用完砂鍋後不要用鹼性清潔劑清洗，以免清潔劑附於砂鍋內壁，再次煎煮時因加熱而釋出於涼茶中，服用後會對人體造成危害。

除了陶製砂鍋，不銹鋼器皿也是煎煮涼茶的理想器具，它具有輕便，化學性質穩定，無鏽無毒，耐酸、耐腐蝕，受熱快等特點。除此之外，市面上出售的電熱壺也是合宜的選擇，方便快捷，可根據需要調節火力大小，且不易粘鍋、不會溢出是其優勢。

勿使用鐵、銅、鋁等金屬器皿煎煮

挑選和保養砂鍋的訣竅

品質上乘的砂鍋鍋體圓正勻稱、無裂縫，鍋蓋與鍋體能緊密貼合；陶質細膩，無突出的沙礫。新購的砂鍋應先熬煮一次米湯，利用大米的澱粉質將砂鍋的「砂眼」封住，使其更緊實而不易滲漏。砂鍋對於溫差的適應性較差，切忌暴冷暴熱，加熱時先予小火，待鍋體達到一定溫度後再用大火，煎煮完後切勿立即用冷水清洗，應待其自然降溫。清洗後用軟布擦乾，存放於陰涼通風處。

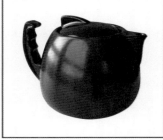

涼茶，這些材質易氧化、性質不穩定，易與中草藥中的成分發生作用而影響涼茶功效的發揮，甚至有害於健康。

用於煎煮涼茶的器具應「專物專用」，尤忌用其煮帶油的食物，油脂附著於器皿中難以徹底清洗，會破壞之後煎煮的涼茶的功效，甚至產生毒副作用。

備好料

涼茶所用的原材料以中草藥為主，其品質有優劣之分。購買時應仔細挑選，避免買到次品、假藥，宜到信譽有保證的正規醫院、藥材鋪購買所需藥材。本書的「植物檔案」中會提供部分相應中草藥的品質鑒別提示，購買中草藥時可參考之。

煎煮涼茶前需要對中草藥進行製備處理。在煎煮之前應該先進行清洗浸泡。藥材在採集加工、運輸存儲的過程中不可避免地沾染微塵，需要用清水進行簡單沖洗，但不宜清洗過度，以免損耗藥材的有效成分。浸泡則令藥物軟化，使其中所含有的有效成分更易釋出。浸泡時間因應藥材而稍有差異，大部分的涼茶所使用的藥材浸泡時間一般為20～30分鐘。

用好水

水是煎煮中藥湯劑和涼茶的基礎，也是藥材有效成分的溶媒。通常只要是潔淨、無雜質的自來水、井水、河水及泉水均可使用，也可選用市面上出售的純淨水和礦泉水。

煎涼茶時加水的標準，一般是藥物重量的5～6倍，或是藥物體積的1～2倍。而涼茶所用多為發散之藥，用水浸過藥材2～3釐米為宜。煎涼茶所用的水應一次性放足，切勿在煎涼茶的過程中添加。

控好火

　　火是涼茶製備的重要反應條件。傳統中醫將煎煮中藥湯劑的火力按大小分為武火、中火（又稱「文武火」）和文火三種。古人云：「發散芳香之藥不宜久煎，取其生而疏蕩；補益滋膩之藥宜多煎，取其熟而停蓄。」「病在下宜文火，病在上宜武火。」又曰：「補藥宜封固細煎，利藥宜露頂速煎。」涼茶中用的中草藥通常為芳香發散之物，故宜用武火煮沸後改用中火再煎20～30分鐘，二煎時間宜控制在15～20分鐘之間。如用電藥壺宜選用「快火」檔。煎煮過程中可用潔淨筷子把藥物翻掀1～2次，避免黏鍋並使藥物能充分受熱釋出有效成分。較科學的方式是將涼茶先後煎兩次，然後把兩次煎出的茶湯混合後服用。

◆涼茶「會喝」更有效

清代名醫徐靈胎在《醫學源流論》中說：「病之癒不癒，不但方必中病，方雖中病，而服之不得法，則非特無功，而反有害。」喝涼茶也應飲之得法，才能發揮其療養效用。

飲用涼茶有講究

涼茶煮好後應隔除藥渣再飲用，此時藥物的有效成分已基本溶於涼茶中，而藥渣中通常存留部分藥物相互作用的結晶體和藥物表面的浮塵，一般不適宜食用。

總體而言，傳統涼茶多用於頭暈、惡寒、發熱、咽乾口苦、傷風咳嗽等上呼吸系統的不適或疾病，因而宜上午飲用，通常亦於上午10時至下午3時這段時間內飲用。

此外，對於服用的方式，傳統中醫歷來對湯劑服用有相應指引，也同樣適用於涼茶：

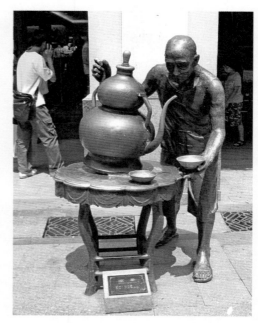

飯前服、飯後服：中醫認為，病在下應飯前服用，有利於藥效下達；病在上則宜飯後服，使藥性上引，更好地作用於病體。

睡前服：在就寢前30～60分鐘時服用，多用具有清心安神功效的涼茶。

頓服：指將涼茶一次性服下，多用於重症和急症，以峻猛藥力消除疾病。

頻服：不拘次數頻繁服用，多用於咽喉、口腔疾病。

分服：將煎好的涼茶分次服用（通常是兩次），普通病症均適用。

溫服：將煎好的涼茶靜置至不冷不熱（約35℃）的時候飲用，適用症藥性平和、益氣的藥物，並可降低藥物的副作用及其對腸胃的刺激。

冷服：將涼茶晾涼後飲用，適用於熱症所致的急病、重病。

熱服：趁涼茶還溫熱的時候服用，增強其發汗解表的功效，適用於感冒發熱等症。

至於具體每種涼茶何時、如何服用，內文中均有詳細明確的指引。需要注意的是，所謂「是藥三分毒」，涼茶採用的多為中草藥，不應長時間過量飲用。

忽視禁忌適得其反

飲用涼茶的禁忌，可大致分為臨床禁忌、配伍禁忌、飲食禁忌等三個方面。

臨床禁忌　是指通過長期臨床診治觀察等總結出的藥物對人體所產生的不良影響。一般而言，寒涼藥，每易傷陽損胃，所以脾胃虛寒、胃納不佳、腸滑易瀉者慎用；溫熱藥，每易耗津傷陰，津虧陰虛者慎用；發汗之藥，當防其損傷氧氣和津液；攻下之藥，當防其損傷脾胃；利水之劑，當防其耗散陰液。

需要特別指出的是，孕婦、新產婦、女性經期不提倡飲用甚至禁用涼茶，含有番瀉葉、牽牛子、大黃、桃仁、紅花等的涼茶，妊娠期間應禁用，因其峻烈瀉下，或逐水，或活血祛瘀等，服用後可引起胎動不安，甚至流產；慎用的包括利水通淋的冬葵子、瞿麥，有小毒的生半夏等。新產婦身體虛弱，進飲涼茶有礙體質恢復，損傷脾胃甚至落下病根。此外，婦女妊娠期間若需服藥應嚴遵醫囑。

配伍禁忌　是指某些藥物不可相互搭配使用。古今中藥典籍上的

「七情」中的相惡與相反即屬此項。前人亦總結出「十八反」：川烏、草烏反半夏、栝蔞、川貝、浙貝、白蘞、白及，甘草反海藻、大戟、甘遂、芫花，藜蘆反人參、黨參、沙參、丹參、苦參、玄參、細辛、白芍、赤芍；以及「六十相惡」，例如：人參惡萊菔子，等等。本書推薦廣東民間約定俗成的涼茶，及重大災難引發的傳染病、流行性傳染病的防治涼茶組方時，均注意避免違背中藥配伍禁忌。若自行擬方涼茶的要注意此配伍禁忌，必要時詳詢醫生或藥師，以策安全。

飲食禁忌　是指飲用涼茶期間不宜同時進食那些影響涼茶藥性發揮或產生不良後果的食物。通常進飲涼茶時應忌食生冷、油膩、辛辣等不易消化及有特殊刺激性的食物；寒性病症不宜食用生冷食物，熱性病症宜忌辛辣、油膩食物；皮膚疾病應忌食魚蝦蟹等腥味及刺激性食物；常頭目眩暈、煩躁易怒患者忌食胡椒、辣椒、蔥蒜及酒等。

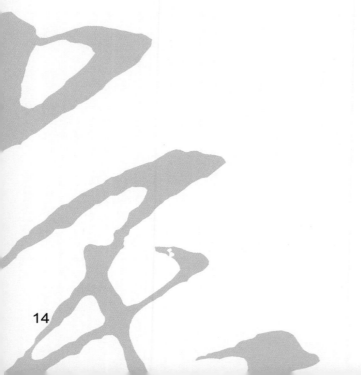

◆ 按需索茶

各種疾病適用涼茶

甲型H1N1流感

2009年在墨西哥出現了甲型H1N1流感病毒,是由豬流感病毒演變而來,因此早期又有「豬流感」之稱。該病毒毒株包含有豬流感、禽流感和人流感幾種流感病毒的基因片斷,可在人際間傳播。早期臨床症狀以發熱、咳嗽、疲勞、食欲不振、腹瀉、嘔吐等為主,還可能出現腹瀉或嘔吐,病情會迅速發展,引致突然高熱、肺炎等,重者會出現呼吸衰竭、多器官損傷,甚至導致死亡。

甲型H1N1流感的傳播媒介為呼吸道飛沫,但也不排除消化道傳染。其潛伏期在1~7日左右,易感者為20~45歲的青壯年。中醫認為甲型H1N1流感屬「溫病」範疇,預防上要以「清熱、化濕」為主,藥性宜平和,勿過分寒涼,否則易傷胃,反而加重腹瀉等腸胃不適症狀。

連翹菊花蘇葉北杏飲...........206　　陳皮桂枝蘇葉北杏飲...........207
桑菊銀翹蘆根茶...............208

傳染性非典型肺炎(SARS)

傳染性非典型肺炎是由SARS冠狀病毒所致的具有明顯傳染性、可累及多個臟器系統的特殊肺炎。臨床以發熱、乏力、頭痛、肌肉關節酸痛等全身症狀和乾咳、胸悶、呼吸困難等呼吸道症狀為主要表現,部分病例可有腹瀉等消化道症狀,重症者則呼吸困難。其潛伏期通常為2周內。近距離呼吸道飛沫、手接觸都是主要的傳播途徑。

中醫認為傳染性非典型肺炎為疫毒之邪感之,以清熱解毒、祛邪化濁為主,貫穿預防和治療的始終才能取得良效。

石知銀茶....................205　　銀連黃涼茶...................210

流行性感冒（流感）

流感是由流感病毒引起的以呼吸道症狀為主的急性傳染病。臨床以高熱、畏寒、頭痛、背痛、四肢疼痛、無力、面頰潮紅、結膜充血、乾咳、鼻塞、流清涕等為主要表現，嚴重時會引起肺炎及其他併發症，甚至致命。該病主要依靠呼吸道飛沫、人際接觸以及接觸被污染物品而傳播，中醫稱為時行感冒。其高發期為冬春兩季。

斑疹茶......................48　　桑菊銀翹蘆根茶.................208
流感茶......................209　清熱流感茶...................214
柴苓宣肺茶..................212　葛苓和胃茶...................215
白雲山涼茶..................237　薄荷薑糖茶...................240

手足口病（手足口綜合徵）

手足口病是由多種腸道病毒感染引起的急性傳染病。多發生於5歲以下兒童，輕症病例僅表現為手、足、臀部皮疹或皰疹性咽峽炎；重症病例可引起腦炎、腦脊髓炎、腦膜炎、肺水腫、循環衰竭等。該種疾病主要通過糞口途徑傳播。

三黃梔子茶..................216　雙花蒲公英茶.................217
沙參麥冬茶..................218　金水六君茶...................219
清瘟敗毒飲..................220　清燥救肺茶...................222
黃連生地茶..................221　黃連石膏茶...................226
黃苓山梔茶..................224　滑石連翹茵陳茶...............227

流行性腮腺炎（痄腮、蛤蟆氣）

流行性腮腺炎是由腮腺炎病毒引起的急性呼吸道傳染病。以發熱、咽痛、單側或雙側耳下腫大、疼痛為主要特徵。多見於兒童，成年人發病較少；冬春兩季發病較多。該病主要通過呼吸道飛沫傳播。患者應多休息、多喝水，吃流質和清淡食物。

青天葵貓爪草茶..............228　疏風清熱散結茶...............229

災後疫病

自然災害（包括地震、水災、颱風等）通常會使人們的生活環境遭到破壞和污染，從而引致急性腸胃炎、痢疾、流感、傷寒、霍亂等傳染病，或導致破傷風、氣性壞疽病等，甚至可發生如流行性出血熱、鉤端螺旋體病等人畜共患和自然疫源性疾病。現代醫學在防治急性傳染病，如流感、日本腦炎、SARS等方面都取得了較好的效果。中醫則講究整體防治，因此同時亦要根據實際情況對棚區、室內等地進行中藥薰蒸。

三黃南板藍根茶.................. 230　　大青葉連翹茶....................232
清瘟敗毒散.................. 233

感冒（傷風、上呼吸道感染）

感冒是因風邪侵襲人體所致，其症狀以頭痛、鼻塞、流涕、噴嚏、脈浮為主，有風寒感冒和風熱感冒之分。風寒者除一般症狀之外，還可見畏寒、無汗、鼻流清涕、苔薄白等，治療宜辛溫解表；風熱感冒則見高熱、痰黃且黏稠、喉嚨痛等症狀，治療應辛涼解表。

此外，南方的夏暑季節，暑熱既盛又雨水偏多，暑熱多挾濕傷人，所以，感冒患者常出現暑濕症。根據暑挾濕的程度，中醫又將夏暑感冒細分為暑熱感冒和暑濕感冒。暑熱感冒多發於酷熱久旱之時，患者表現為一派裡熱徵象，並常伴有氣虛、陰傷的症候。暑濕感冒，俗稱「熱傷風」，雨濕偏盛時多患。暑為陽邪，濕為陰邪，暑濕合邪侵襲機體，既傷肺胃之表，又困脾胃之裡，導致患者出現發熱、畏寒、口淡、腹瀉等症狀。

藿香佩蘭茶.................. 76　　風熱銀蓮茶....................102
竹葉石膏茶.................. 116　　板藍根感冒茶....................109
陰虛感冒茶.................. 120　　香薷厚朴茶....................141
夏桑菊.................. 143　　桑菊枇杷茶....................150
清熱感冒茶.................. 168　　清解退熱茶....................181
菊綠茶.................. 188　　連翹菊花蘇葉北杏飲..........206

暑症

暑症是指被暑氣所傷而引起的病症。傷於暑邪而見低熱或無熱，胸悶噁

心、頭暈肢軟、尿短口乾、苔白膩或黃膩、脈濡滑或濡數者為感暑；暑邪直中者而見胸悶頭暈、突然昏倒、神志不清、手足厥冷、身熱汗出、牙關微緊、脈洪大無力或滑數者則為中暑。

甘和茶......................36 木棉花祛濕茶..................96
消暑益氣茶..................158 消暑利濕茶...................160
荷葉扁豆茶..................162 荷葉金銀花解暑茶.............164

濕邪中阻

梅雨季節，氣候越來越潮濕。空氣濕度過大會危害人體健康，中醫稱之為「濕邪」。人體脾胃受「濕邪」的影響最大。很多南方人一到梅雨季節會有食欲不振、腹脹、腹瀉等消化功能減退的症狀，還常伴有精神萎靡、嗜睡、乏力、不想喝水、舌苔白膩或黃膩等，中醫稱為「濕邪中阻」。因此，在梅雨季節人們容易出現的胸悶脘痞、嘔惡、眩暈、小便不利、大便不暢、腹瀉、水腫、婦女帶下多、下痢赤白、淋濁、股癬等疾病，大多與「濕邪」入侵有關。

山楂烏梅茶..................94 決明綠茶....................118

紅眼病（急性傳染性結膜炎）

紅眼病是一種急性傳染性眼病，主要以眼睛異物感、羞明流淚、結膜充血、水腫、大量分泌物等為臨床表現，一般不會引起視力降低。其潛伏期約為2～3天，主要通過接觸患者及被污染物件傳播，並可重複感染。中醫認為紅眼病主要為外感風熱之邪所致，因此治療宜祛風散邪，清熱解毒，日常生活中的飲食宜以清淡為主，並注意個人衛生。

地赤消紅茶..................112 桑青預防茶..................147
桑菊消紅茶..................152

麥粒腫（瞼腺炎、土疳、土瘍、針眼）

麥粒腫是由細菌引起的瞼腺炎症性、化膿性眼病，多見於青年人，因發病部位的不同而有外麥粒腫和內麥粒腫之分。臨床均以瞼緣局部紅腫，形若粒為主要表現。平時應注意眼部清潔，患者應注意補充營養並忌食辛辣油膩之物，保持充足睡眠，勿自行擠壓或用未經消毒的針器挑破患處，以免炎症擴散

或引起病變。

清熱消痰茶.....................172

口臭

口臭是指自覺或他覺口有穢臭味。中醫認為口臭多因胃熱熾盛所致，亦可見於消化不良或口腔不潔。除了口有臭穢，常伴煩熱口渴、尿黃便結、食滯、大便乾結或溏而不爽等。要避免口臭，首先應注意口腔清潔，若有口腔疾患應及時就醫，消除病灶，飲食上則應少食油膩、辛溫食物，多食新鮮蔬菜、多喝水以助清熱和排毒。

石冬茶.....................110　　消食除臭茶.....................151
清心止痛茶.....................171　　清胃除臭茶.....................177

牙痛

牙痛是以牙齒疼痛為主要病徵的口齒疾病。風火牙痛，遇風即發，疼痛陣作，遇熱痛增；胃火牙痛常見牙痛劇烈，伴牙齦紅腫，口臭便秘。

清胃止痛茶.....................178　　疏風止痛茶.....................190

咽炎

急、慢性咽炎是指咽部黏膜、黏膜下組織及淋巴組織的急性、瀰漫性炎症。急性時多表現為咽部突發紅腫疼痛或伴有全身症狀。慢性時多表現為咽部乾癢，隱痛不適為主。

宣肺利咽茶.....................134　　大海欖茶.....................236

鼻竇炎

鼻竇炎是鼻竇黏膜的非特異性炎症，有急、慢性之分，但臨床多以慢性較為常見。急性鼻竇炎的主要臨床表現為鼻塞、流涕（熱者涕黃綠如膿，虛者涕白而黏）、頭痛、嗅覺障礙等，甚至伴有發熱和全身不適等症狀；慢性者症狀與急性相似，但病程長，通常不會出現全身不適症狀。

蒼桑養陰茶.....................115　清淵化濁茶......................180
疏風舒淵茶...................192

咳嗽

　　咳嗽是常見的呼吸系統疾病，臨床常見以下特徵：咳嗽、咯膿性痰、反覆咯血、反覆肺部感染。 但其致病原因多種，可據此分為風寒咳嗽、風熱咳嗽、痰濕咳嗽、燥火咳嗽、體虛咳嗽等，應視具體病徵辯證施治和選擇合宜的涼茶。

傷風咳茶......................54　風栗殼糖茶......................62
蚌花蜜棗茶...................63　五仁葦莖茶......................89
百合麥冬茶...................109　槐花茅根茶.....................193

支氣管炎

　　支氣管炎是由病毒、細菌感染、物理與化學刺激，以及過敏、遺傳等因素引起的支氣管黏膜的炎症。臨床以咳嗽，咯痰為主症。急性者常伴惡寒發熱、頭痛、四肢酸痛、鼻塞、咽痛等表徵。慢性者，除咳嗽咯痰外，部分患者伴發喘息，每年發作累計約3個月，並可持續2年以上。

人參葉潤燥茶.................77　羅漢果南北杏茶.................97
百合桑杏茶...................114　枇杷款冬茶.....................119
桑菊蘆根北杏茶...............148　清熱宣肺茶.....................166
清燥潤肺茶...................182

肺炎

　　肺臟是進行氣體交換和血液循環的重要器官，易受各種致病因素的侵襲而致病。導致肺炎的主要原因有細菌感染、病毒感染、支原體感染等。肺炎起病可急可緩，臨床以寒顫、高熱、咳嗽、咯痰、胸痛為主要表現。

解表清肺茶...................196　解毒清肺茶.....................197

肺結核（肺癆）

　　肺結核是由結核桿菌引起的傳染性疾病。臨床上早期無明顯症狀。有病

灶則見咳嗽、咳痰、咯血、胸痛為主；重症則見發熱（以不規則低熱為主）、盜汗（入睡或睡醒可濕透衣服）、體重減輕為主要特徵。

養陰止咳茶.....................123　　清熱潤肺茶.....................163
滋陰潤肺茶.....................183

肝炎

肝炎是指肝臟發生炎症，肝細胞持續壞死，包括由不同肝炎病毒引起的病毒性肝炎以及因免疫力下降或酗酒等所致的肝炎等。其主要臨床表現有倦怠無力、食欲不振、噁心嘔吐、脅痛、肝腫大及肝功能損害，部分病人有黃疸、發熱，重型有全身各處出血、昏迷、驚厥，甚至死亡。中醫認為肝炎因脾胃功能受損、體內正氣不足所致，因此調理腸胃，補充適宜的營養尤其重要。

三草消黃茶.....................79　　垂盆草茶.....................124
茵陳丹田茶.....................138　　柴芩茵陳茶.....................146

急性腸胃炎

急性腸胃炎是胃、腸黏膜發生的急性炎症，通常由於細菌和病毒入侵所引起，臨床以噁心、嘔吐、腹痛、腹瀉為主要表現，嚴重者可致脫水、休克。注意飲食衛生、定時定量進食、勿暴飲暴食、少食刺激食物、保持暢快心情都是預防腸胃炎之關鍵。

五花茶.....................45　　火炭母雞蛋花茶.....................100
神麴山楂茶.....................137

痢疾

痢疾以發熱、腹痛、便黏液和膿血便、裏急後重及腹部壓痛為特徵。全年均有發病，以夏秋季發病率為高。細菌性痢疾屬於中醫學「痢疾」、「滯下」等範疇，其傳染源為患者及帶菌者，病菌隨大便排出，通過污染水源、手、食物、蒼蠅及用具傳播，而經口感染。

中醫根據其病史、病程長短及症狀將痢疾區分暴痢和久痢。急性期治療多清熱，利濕，行氣；慢性期治療多以溫補脾腎為基本原則，總體以清解、化濕、導滯為主。濕熱痢則指痢下赤白膿血，日行十餘次至數十次，腹痛、裏急

後重、肛門灼熱、小便短赤、口苦而黏，或伴寒熱、舌質紅、苔厚膩、脈滑數。治宜清腸化濕，調氣活血。

二陳止痢茶.....................81　　馬齒莧白糖茶.....................88
龍芽茶.....................87　　石榴皮茶.....................94
薑茶.....................107　　龍井大蒜茶.....................238

便秘

便秘是指大便次數減少，排便困難和糞便形狀改變。通常超過48小時不排便且有不適感即可稱為便秘。便秘使宿便積聚於腸道，易產生毒素，惡化腸內環境，從而引致腸胃功能紊亂、皮膚粗糙等各種症狀。日常可多食用有助排便的食物，如優酪乳、成熟香蕉、蘋果、柚子、蜂蜜、紅薯等。

五仁茶.....................90　　冬瓜仁決明蜜.....................106
冬瓜仁銀花蜜.....................106　　清熱潤便茶.....................169

前列腺炎（精濁）

前列腺炎是中青年男性常見的一種生殖系統綜合徵。本病屬於中醫的「白濁」、「勞淋」或「腎虛腰痛」等範疇，臨床上有急性和慢性之分。急性多為起病急驟，有腰骶部及會陰部疼痛，並常有尿頻、尿痛及直腸刺激等症狀。慢性有會陰、小腹脹痛，排尿不適，尿後餘瀝或尿道灼熱，其特點是發病緩慢、病情頑固、反覆發作、纏綿難癒。

土益草茶.....................80　　丹赤田茶.....................98
降火通淋茶.....................125　　金地龍茶.....................126
清利通淋茶.....................176

泌尿系感染

泌尿系感染是由細菌感染引起的泌尿系統疾患。此處主要論及尿路感染，細菌、真菌、病毒、寄生蟲等均是其致病原因，女性發病率通常高於男性。其臨床表現主要為尿頻、尿急、尿痛，甚或血尿等，也可伴有心煩、燥熱、口舌生瘡等症狀。

三鮮清熱茶.....................92　　地車瀉火茶.....................111

肥胖症

肥胖症是由於體內脂肪堆積過多而造成的，分為單純性和繼發性兩類。醫學所稱的肥胖症系指單純性肥胖，臨床以體重超過正常指標的20%為指證。本病輕度時沒有明顯的症狀，中重度常伴見倦怠、乏力、嗜睡、心悸、怕熱、多汗、易饑或陽痿、女性閉經等症，還可併發糖尿病、高血壓、高脂血症、冠心病等。

祛濕減肥茶....................135　　消脂減肥茶....................156
清熱減肥茶....................174　　減肥三葉茶....................239

痤瘡（粉刺、青春痘）

痤瘡是一種毛囊、皮脂腺的慢性炎症性皮膚病。現代醫學認為痤瘡的發生是由於性腺激素代謝紊亂，使皮膚組織中雄激素水平升高或皮脂腺本身對雄激素的敏感度增加，局部皮脂腺分泌旺盛，毛囊、皮脂腺感染或皮脂腺、毛囊壁角化引起的。中醫則認為是由血熱、血瘀、痰凝等所致。臨床以面部或胸背部生有粉刺、丘疹、膿皰，好發於青春期為主要表現。

養陰清熱消痘茶..............129　　清熱解毒消痘茶..............170
疏風清肺消痘茶..............191

醉酒症（酒精中毒）

酒精（乙醇）對神經中樞有抑制作用，過量飲酒會導致酒精中毒，輕者可出現頭暈、頭痛、昏睡、噁心嘔吐等症狀，重症者甚至會出現昏迷、呼吸受阻、心跳失常乃至危及生命，孕婦過量飲酒還可導致胎兒發育畸形。預防醉酒症應適量飲酒，切忌過度，宜低度慢飲，飲酒前可先進食少量食物以減輕酒精對腸胃的刺激。

橄欖蘿蔔茶....................68　　茅根竹蔗茶....................65
橄欖酸梅茶....................69　　利濕解酒茶....................113
消脂解酒茶....................154　　葛根茶........................162

兒童適用涼茶

百日咳（雞咳、鷺鷀咳）

百日咳是由百日咳桿菌所致的小兒時期常見呼吸道傳染病。臨床以陣發性、痙攣性咳嗽，咳後有特殊的吸氣性吼聲，傾吐痰沫而止為特徵。病程通常持續長達百日之久。患者多為5歲以下的孩童，冬春兩季發病率較高。

百眼藤茶......................70　　雞咳茶.......................43

小兒夏季熱（暑熱症）

夏季熱是嬰幼兒所發生的一種特有的季節性疾病，多見於6個月至3歲的嬰孩。臨床上以夏季長期發熱不退，伴口渴多飲、多尿、汗閉等為主要症狀。幼兒臟腑嬌嫩，易受暑氣所襲，日常應注意補充營養以增強體質，飲食宜注重清熱養陰、健脾益氣，並注意防暑。

止咳消暑茶..................108　　消暑生津茶...................155
清暑茶......................184

麻疹（痧子）

麻疹是由麻疹病毒引起的急性傳染病。臨床以發熱，伴眼部症狀（流淚、畏光、結膜充血）及上呼吸道症狀（咳嗽、噴嚏、流涕），口腔黏膜發病第2～3天出現麻疹黏膜斑，發病第4天左右出現特殊皮疹（多為孤立的紅色斑丘症，發疹順序為耳後、臉部、頸部、胸部、四肢、手心、足底）為主要表現。其傳染性強，患者為疾病的唯一傳染源。患者的居住場所應注意通風換氣，並利用陽光和紫外線將衣物被褥暴曬殺毒。

太子參麥冬茶................104　　板連預防茶...................108
葛根金銀花透疹茶............198

水痘（水花、水皰、水珠）

水痘是兒童時期的一種具有傳染性的急性發疹性疾病，以發熱、皮膚分

批出現斑疹、丘疹、結痂為特徵，主要通過呼吸道飛沫和接觸被污染物品等途徑傳播。發病期間應注意保持皮膚清潔和盡量避免瘙癢，並避免到公共場所。

金銀花連翹消痘茶.............117　　柴胡桔梗水痘茶...............145
銀甘茶.....................185

疳積

疳積是小兒脾胃虛損，消化吸收功能長期障礙的一種慢性疾患。症見形體乾瘦、毛髮焦枯、精神萎靡、腹部脹大、青筋顯露、飲食異常等。古有「積為疳之母」，「無積不成疳」之說，意即飲食失調，恣食肥甘，損傷脾胃，運化失常，導致積滯，積久生熱，熱灼津傷，發為疳積。因而治宜消積解疳。

消積茶.....................124　　疳積茶.....................159
清疳消積茶.................179

厭食症

厭食是指小兒長期見食不貪、食慾不振、食滯拒食的一種常見病。臨床以拒食、食慾不振或伴面色萎黃、形體消瘦為主要特徵，還可能伴有汗多、噁心、嘔吐、腹痛、便溏、煩躁、夜睡欠安等。

小兒消滯茶.................83　　保健開胃茶.................130
健胃茶.....................142　　益陰健胃茶.................157

傷食症

小兒傷食症是指小兒飲食過度，損傷腸胃而產生的病症。多以腹痛、腹脹、不思飲食、噁心嘔吐、噯氣怪味、口氣臭穢、大便乾結或溏薄、苔黃膩，以及不思飲食、夜睡不寧、煩躁易哭鬧、口舌生瘡等症狀為主要表現。

小兒七星茶.................50　　三仙茶.....................82
消食止瀉茶.................149

小兒盜汗

盜汗是指入睡後出汗，醒後即止。臨床可伴有夜睡欠安、五心煩熱、舌紅、指紋紫。陰虛所致者治療應清熱養陰，因脾胃積熱所致的盜汗則宜洩熱通便為主，切莫盲目進補。

二參太子茶.....................84　　參麥養陰茶.....................122

急驚風

驚風常見於1～5歲幼童，俗稱「抽風」。以熱症、實症為主者為急驚風，其先兆症狀是嘔吐發熱、煩躁不定，或搖頭弄舌、時發驚啼等。發病時主要症狀為：持續高熱、神智昏迷、兩目竄視、牙關緊閉、頸項強直、四肢抽搐等。

疏風定驚茶.....................194

腹瀉（小兒腸炎）

嬰幼兒腹瀉以大便稀薄、便次增多、頑固不化或如水樣為主要表現特徵。預防應注重飲食衛生，盡量避免給孩童食用生冷食物。

祛濕消滯茶.....................136　　清濕止瀉茶.....................186

鵝口瘡（雪口）

鵝口瘡是初生兒因口腔不潔，感染穢毒之邪而致的一種常見口腔疾患。臨床以口腔黏膜及舌面上滋生白屑，形似雪花，或覆蓋白膜，狀如鵝口為特徵，可伴啼哭煩躁、唇紅、尿黃短、五心煩熱或低熱盜汗等。

養陰消雪茶.....................132　　清熱消雪茶.....................167

長者適用涼茶

痛風

痛風是由於長期代謝紊亂引起的尿血酸濃度過高（正常值為119～238umol/L）並沉積所致的疾病。臨床以關節紅腫、熱痛，反覆發作，關節活動不靈為主要表現。男性患病率普遍高於女性。

三藤清痹茶.....................86　　丹黃消痹茶.....................91
葳苓清痹茶.....................201

高血壓

高血壓是指血壓升高，伴隨神經功能失調症候，如頭痛、頭暈、心悸、耳鳴、失眠、健忘、易怒等。隨著病程的延長，高血壓可能併發腦出血、心力衰竭等症。高血壓患者日常飲食應謹記以下幾個要點：低鹽、高鉀、補鐵、限酒、多食果蔬。

鉤藤菊花茶.....................131　　夏菊苦丁茶.....................144
菊花夏枯草茶...................189　　菊花清肝降壓茶...............202
豨薟菜地骨茶...................200

高血脂

高血脂症是指血液中脂類含量過高。臨床表現除實驗室檢查證實膽固醇或血脂增高外，還可兼見腹脹痞滿、嘔惡納呆、肢體困重，或煩躁易怒、眩暈、咽乾、尿黃、便乾等症狀，有時可伴見胃腸症狀、眼瞼有黃色斑或結節等。高膽固醇類食物為高血脂患者所忌，如動物肝臟和腦、貝類動物、奶油等。

山楂毛冬青茶...................78　　生首烏降脂茶...................103
草決明降脂通脈茶...............139　　草荷清濕茶.....................140

老年性肥胖

老年性肥胖大多由中年肥胖延續而來，隨著年紀增大運動量漸減，以及營養過剩都是導致和加劇肥胖症的主要原因。控制飲食、均衡營養，並配合適宜的健身運動是療養關鍵。

祛濕減肥茶.....................135

老年慢性支氣管炎

慢性支氣管炎是老年人常見的疾病，中醫認為其致病原因主要為外邪侵肺，使肺氣遭損，其主要表現可概括為「咳、喘、痰」，治療宜益脾宣肺。冬春兩季是該病的高發時期，而夏季是療養和鞏固治療效果、預防來年病發的最好時機。

百合桑杏茶....................114　　枇杷款冬茶....................119

老年性便秘

便秘也是老年人多發的疾病之一，消化機能衰退，胃腸蠕動能力減弱均是致病原因。長期排便困難會導致患者食欲不振、渾身乏力、精神萎靡等。治療宜滋陰潤腸。因老年患者臟腑嬌矜，治療時不宜使用導瀉力過強的大黃等藥物。養成細嚼慢嚥的飲食習慣，配合適量運動和有針對性的按摩，均有助於改善便秘。

五仁茶.......................90

各種體質人群適用涼茶

平和質

該種體質的人大多體型勻稱、健壯，膚色、唇色潤澤，舌色淺紅、苔薄而黃，眼睛炯炯有神，嗅覺靈敏，大小便正常，睡眠品質佳。各類常見的傳統涼茶均宜飲用，在此不一一詳列。

氣虛質

本種體質人群肌肉不壯實，唇色暗淡，舌體胖大、色淡紅、邊緣有齒痕，目光少華，毛髮乾枯，大便正常，容易疲勞、氣短、出汗、頭暈、健忘。

甘和茶.........................36　　甘露茶.........................38
菊花茶.........................37　　五花茶.........................45
羅漢果茶......................68

陽虛質

陽虛者多見形體白胖，肌肉不壯實，畏寒怕冷，手足不溫，好熱食，喜睡，易掉髮，精神不振，舌體胖嫩、色淡、邊緣有齒痕、舌苔潤，大便溏薄，小便清長。

菊花茶.........................37　　五花茶.........................45
白雲山涼茶..................237　　鄧老涼茶.....................241

陰虛質

大部分陰虛體質的人體型瘦長，手足心熱，臉色潮紅、皮膚偏乾，喜冷食，易口燥咽乾，唇舌微乾，舌體少津少苔，睡眠品質不佳，易頭暈耳鳴，小便短赤。

菊花茶.........................37　　五花茶.........................45
紅蘿蔔水馬蹄茶.............65　　火麻仁茶.....................101

瘀血質

此種體質者以體型偏瘦居多，膚質較乾，皮膚、臉色偏暗，色素容易沉著，且易出現瘀斑，唇色暗淡或稍紫，舌會有點或片狀瘀斑，舌下則靜脈曲張，易脫髮。女性多見閉經、痛經，或經血中有瘀血塊等疾患。

菊花茶.........................37　　塘葛菜茶.....................59
葫蘆茶.........................64　　葛根茶.........................162
苦瓜乾茶....................239

痰濕質

痰濕質的人群大多形體肥胖，腹部肥滿，易胸悶、睏倦、痰多，喜甘甜之食，膚質偏油、易出汗且黏，臉色偏黃而暗淡，舌體胖大、苔白膩，大便不實，小便少或微混。

王老吉 .... 34　　甘和茶 36
消滯茶 .... 51　　塘葛菜茶 59
雞屎藤糖茶 66

濕熱質

濕熱質者形體胖或者蒼瘦，易口苦、口乾、心煩懈怠，油質或混合質肌膚，易生痤瘡粉刺，舌色偏紅、苔黃膩，大便燥結或黏滯。男性易見陰囊潮濕，女性則易帶下增多。

王老吉 .... 34　　甘和茶 36
甘露茶 .... 38　　午時茶 40
消滯茶 .... 51　　臭草綠豆茶 41
勒莧菜頭茶 76

氣鬱質

該種體質的人多為形體消瘦者，易猶豫、煩悶不樂、胸肋脹滿、噯氣呃逆等。舌色淡紅、苔薄白，睡眠品質差、健忘，大便乾結，小便正常。

王老吉 .... 34　　甘和茶 36
消滯茶 .... 51　　橄欖酸梅茶 69
黃皮葉茶 .... 71　　山楂糖茶 238

特稟質

特稟質是指有遺傳性或先天性疾病的人群，因其自身原因，適應能力較差，或對某些藥物或食物等過敏。應在醫生的指引下喝涼茶，不可擅自亂用。

四時適用涼茶

春季・祛濕熱

春季陽氣生發，肝主陽，因此日常保健飲食中偏重益肝健脾。而嶺南地區雨季來得較早，連綿春雨帶來濕邪之氣，祛濕養陽是該季養生之關鍵，選擇涼茶除注重其祛濕功效，但初春乍暖還寒，也應注意避免飲用過於寒涼的涼茶。

甘露茶	38	五花茶	45
紅蘿蔔水馬蹄茶	65	勒莧菜頭茶	76

夏季・祛暑熱

長夏暑濕交注，重濁黏滯的濕邪之氣有損脾臟陽氣，祛濕仍是養生關鍵；炎炎酷暑，使人體毛孔打開，汗津大洩，因而也應同時注意防暑生津。

王老吉	34	甘和茶	36
午時茶	40	臭草綠豆茶	41
塘葛菜茶	59	葫蘆茶	64
葛根茶	162	苦瓜乾茶	239

秋季・祛風熱

秋季由暑熱轉寒，陽消陰長，人體抵抗力下降，是多種流行性疾病的多發季節；而秋季燥熱，易使人虛熱傷津，因此潤燥生津是秋季養生之關鍵。

菊花茶	37	羅漢果茶	68
橄欖酸梅茶	69	山楂糖茶	238

冬季・祛燥熱

冬三月寒冷乾燥，人們習慣在該季打火鍋，通過食療大補，補之過盛，容易使熱氣積聚體內，從而導致上火。在冬季裡適度選擇滋陰潤燥的涼茶，有助於清潤瀉火。

消滯茶......................51　　火麻仁茶......................101
白雲山涼茶................237　　鄧老涼茶......................241

簡易涼茶

獨味涼茶

舉凡中草藥，均各有所長，古有「單方氣死名醫」之說，很多時候「一方一藥」更能有助於中草藥發揮其性能功用，直擊疾患。下列獨味涼茶均由單一藥材組成（調味而不影響功效的糖類不計入內），取材方便，製作簡單，效力卻不遜。

菊花茶.........................37　　崩大碗茶.......................62
塘葛菜茶.....................59　　風栗殼糖茶...................62
水翁花茶.....................64　　葫蘆茶.........................64
雞屎藤糖茶.................66　　羅漢果茶.......................68
紫草茸糖茶.................71　　百眼藤茶.......................70
黃皮葉茶.....................71　　佛耳草茶.......................73
勒莧菜頭茶.................76　　火麻仁茶......................101
石榴皮茶.....................94　　垂盆草茶......................124
葛根茶.......................162　　榕樹鬚茶......................200
山楂糖茶...................238　　苦瓜乾茶......................239

免煮涼茶

繁複耗時的配製和烹煮可能令快節奏生活環境下的人們「望而卻步」。事實上部分中草藥未必需要經過煎煮，只需利用沸水沖泡和加蓋燜焗即可使其有效成分釋出到茶湯中；而另一些配方稍嫌複雜的涼茶方劑，加工為成藥後也可直接沖泡飲用，方便快捷。

甘和茶.........................36　　欖蔥茶.........................46
菊花茶.........................37　　祛濕減肥茶...................135
大海欖茶...................236　　山楂糖茶......................238
龍井大蒜茶...............238　　苦瓜乾茶......................239
減肥三葉茶...............239　　薄荷薑糖茶...................240

傳統涼茶

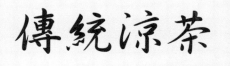

今日涼茶

王老吉

崗梅根 30克	金錢草 15克	淡竹葉 10克
山芝麻 15克	火炭母 12克	木蝴蝶 3克
金櫻根 15克	五指柑 12克	布渣葉 10克
海金沙藤 15克		

清水4碗煎至1碗半，1日內分兩次飲用。

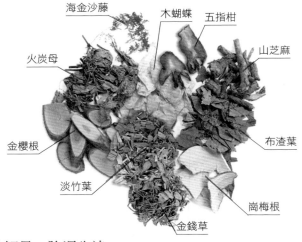

海金沙藤　木蝴蝶　五指柑
火炭母　　　　　　　　山芝麻
金櫻根　　　　　　　　布渣葉
淡竹葉　　　　　　　崗梅根
金錢草

功效 清熱解暑，除濕生津。

適用 四時感冒、發熱咽痛、濕熱積滯、口乾尿赤。

方解 本茶味甘苦。崗梅根清熱解毒，止渴生津；山芝麻涼血瀉火，滑腸通便；金櫻根清熱解毒，利尿消炎；海金沙藤、金錢草清熱利尿；木蝴蝶潤肺止咳；火炭母清熱利濕，涼血解毒；五指柑解表發汗，祛風除濕；布渣葉消積除滯；淡竹葉清心火，除煩熱，生津止渴。

宜忌 清熱、通便利尿之力較強，孕婦慎用。

廣東涼茶

崗梅根 30克	火炭母 12克	水翁花 8克
山芝麻 15克	五指柑 12克	白花茶 8克
金櫻根 15克	布渣葉 10克	鴨腳木皮 5克
海金沙藤 15克	淡竹葉 110克	救必應 5克
金錢草 15克	水翁枝 8克	木蝴蝶 3克

清水4碗煎至1碗半，一日內分兩次服完。

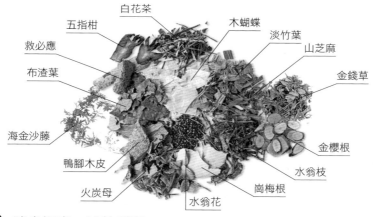

白花茶 五指柑 木蝴蝶 淡竹葉 救必應 山芝麻 布渣葉 金錢草 海金沙藤 鴨腳木皮 金櫻根 火炭母 水翁枝 水翁花 崗梅根

功效 消炎解毒，清熱利濕。

適用 四時感冒、發熱咽痛、濕熱積滯、口乾尿赤。

方解 本茶氣香，味甘苦，是在王老吉涼茶（見p34）的基礎上加入了水翁枝、水翁花、鴨腳木皮、救必應、白花茶等5種藥而成，其消炎解毒、清熱利濕之力較王老吉涼茶強。水翁枝、水翁花清熱散毒，消食滯；鴨腳木皮涼血解毒，祛風除濕；白花茶能清熱、化濕、消滯；救必應則清熱利濕，消炎止痛。

宜忌 本茶性味苦寒，孕婦慎用。

甘和茶

綠茶	黃芩	赤芍	甘草	蒼朮	防風
青皮	荊芥	前胡	青蒿	柴胡	桔梗
紫蘇葉	苦丁茶	炒山楂	炒麥芽	救必應	
金櫻根	崗梅根	水翁花	高良薑	炒神麴	

　　本茶是利用綠茶萃取其餘諸藥而製成的成藥，每包6g，每次用1包，沸水沖泡，加蓋燜片刻即可飲用。

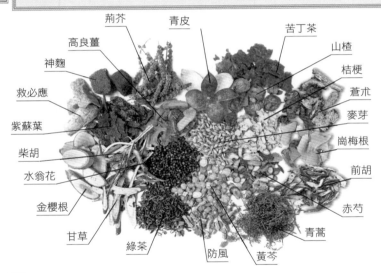

功效　消暑散熱，生津止渴。

適用　感冒發熱、中暑口渴等症，亦可用以預防感冒。

方解　本茶中黃芩清肺熱；赤芍清熱涼血；高良薑溫中散寒止痛；青皮疏肝氣；青蒿清熱解表；荊芥、防風解表祛風；紫蘇葉利氣和中而宣痰；苦丁茶清熱祛風，消炎解毒；蒼朮燥濕運脾；甘草和中；前胡宣肺祛痰；柴胡解表清熱；炒神麴、炒山楂、炒麥芽消積滯；桔梗祛痰；救必應清熱利濕，消炎止痛；金櫻根

利尿消炎；崗梅根清熱解毒，止渴生津；水翁花清熱散毒；綠茶清熱消滯，消炎解毒。

宜忌 本茶解表發散及清熱導滯之力較強，孕婦慎用。

菊花茶

菊花 30克　　　　　**白糖** 適量

　　菊花以清水2碗煎至大半碗，去渣加白糖適量調味飲用。亦可將二者以沸水沖泡飲用。

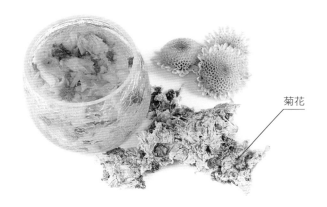

菊花

功效 疏風清熱，清肝明目。

適用 風熱感冒、發熱頭痛、目赤澀痛、多淚、高血壓、目眩、頭暈頭痛。

方解 本茶氣味芳香，菊花對多種細菌如葡萄球菌、鏈球菌、痢疾桿菌、大腸桿菌、白喉桿菌和流感病毒等都有較強的抑制作用，並有解熱和降血壓作用。

甘露茶

麥芽 15克	山楂 15克	鴨腳木葉 15克
神麴 10克	青蒿 (後下) 10克	藿香 10克
紫蘇葉 10克	防風 10克	青皮 6克

　　本茶為成藥，微灰色，每包重9.4g。每次用1包，清水1碗半煎至大半碗飲用。亦可按上方自行配製，以清水2碗半煎至1碗飲用。

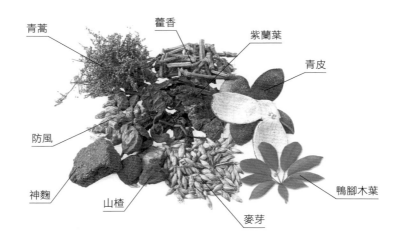

青蒿　藿香　紫蘭葉　青皮　防風　神麴　山楂　麥芽　鴨腳木葉

功效　清暑散熱，行氣消食，健胃和中。

適用　流行性感冒、外感頭痛、消化不良等。

方解　本茶氣芳香，味甘苦而微涼。本茶中青蒿清熱解表；防風解表祛風；藿香化濕濁以和胃；紫蘇葉利氣以化痰；山楂、麥芽、神麴消積導滯而開胃；青皮行氣消積而止痛；鴨腳木葉涼血解毒、祛風除濕。

宜忌　本茶消積導滯之力較強，孕婦慎用。

感炎平茶

野菊花 30克　　　　魚腥草 30克　　　　金銀花 30克

虎杖 30克

清水4碗煎至1碗半飲用。

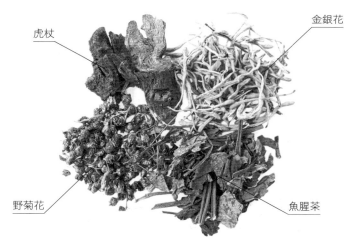

虎杖

金銀花

野菊花

魚腥茶

功效　解熱止痛，抗菌消炎。

適用　感冒發熱、支氣管炎、急性咽炎、急性扁桃腺炎、疔瘡癤腫、急性淋巴管炎。

方解　本茶中虎杖有清熱利尿、通經活血、止痛的作用；野菊花清熱、解毒、涼血，對溶血性金黃色葡萄球菌、白喉桿菌、痢疾桿菌和綠膿桿菌均有抑制作用；魚腥草有消炎、解毒、利尿作用；金銀花清熱解毒，對金黃色葡萄球菌等多種細菌有抑菌作用。

宜忌　本茶性寒涼，孕婦及胃、十二指腸潰瘍患者慎用。

午時茶

蒼朮　陳皮　藿香　甘草　防風　連翹　柴胡
前胡　羌活　枳實　山楂　川芎　神麴　白芷
麥芽　桔梗　厚朴　綠茶　紫蘇葉

　　本茶是成藥，其性狀為深棕色茶塊。每次用1～2塊，清水2～3碗煎至1碗飲用。

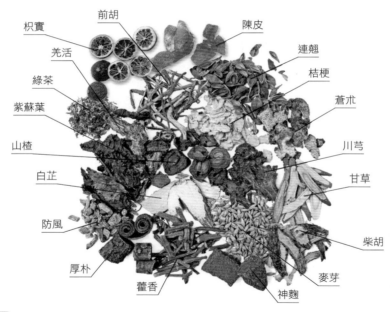

枳實　前胡　陳皮
羌活　　　　連翹
綠茶　　　　桔梗
紫蘇葉　　　蒼朮
山楂　　　　川芎
白芷　　　　甘草
防風
　　　　　　柴胡
厚朴　　　　麥芽
藿香　　神麴

功效　解暑清熱，導滯止渴，開胃進食。

適用　感冒發熱、食滯嘔吐、大便泄瀉等。

方解　蒼朮燥濕運脾、發汗解表；陳皮行氣健脾、燥濕化痰；藿香解表除濕；甘草和中；防風祛風解表；連翹清熱解毒；柴胡清熱解表；前胡宣脾氣而除痰；羌活祛風除濕；枳實、厚朴行氣寬

腸；山楂消肉積、除食滯；川芎、白芷祛風止痛；神麴、綠茶消積滯；紫蘇葉利氣和胃而宜痰；麥芽開胃；桔梗祛痰。

宜忌 本茶消積滯而行氣散結，可增強腸蠕動，孕婦慎用。

臭草綠豆茶

鮮臭草 30克　　　綠豆 30克　　　紅糖 適量

清水5碗煎至2碗，去渣加紅糖適量調味飲用。

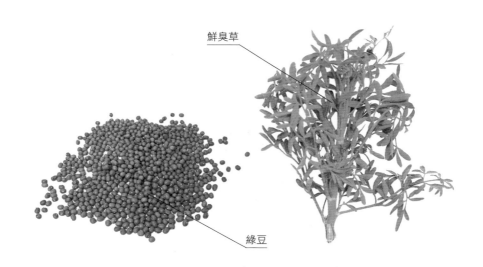

鮮臭草

綠豆

功效 清熱解毒，消暑除煩，涼血利尿。

適用 感冒發熱、熱毒瘡瘍、皮炎濕疹、小便短赤、血熱鼻衄。

方解 本茶中臭草味苦性寒，清熱祛風，活血利尿，消腫解毒；綠豆味甘性涼，清熱解毒，消暑利水，除煩止渴。

宜忌 孕婦慎服，脾胃虛寒者忌用。

廿四味

魚腥草	崗梅根	茅根	茯苓
野菊花	夏枯草	藿香	薄荷
金銀花	淡豆豉	香薷	玉竹
淡竹葉	金錢草	葛根	蘆根
羅漢果	紫蘇葉	生薑	桑葉
蒲公英	甘草	桔梗	白糖

　　本茶為袋包裝涼茶，每包100克。清水4碗煎至1碗。每日1劑。

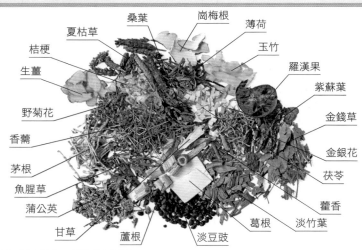

功效　清利濕熱，通淋消腫。

適用　熱淋、沙淋、尿澀作痛、黃疸尿赤、癰腫疔瘡、毒蛇咬傷、肝膽結石、尿路結石。

方解　因本茶組成較為複雜，可購買市售產品煎煮。茶中的魚腥草清熱毒；桑葉疏散風熱；野菊花解毒清肝；蘆根、茅根清熱生

42

津、利尿；金銀花祛濕清熱；淡竹葉利尿清熱；薄荷辛涼疏泄、發表解肌；玉竹滋陰生津；羅漢果理痰火；生薑和胃止嘔；茯苓健脾利水；蒲公英清熱解毒；藿香芳香化濁；紫蘇葉解表和中、行氣宣脾；香薷發汗解表；葛根升陽止瀉；崗梅根生津止渴；夏枯草疏風明目；淡豆豉、桔梗發汗解表；金錢草利尿通淋；甘草和中。

雞咳茶

水翁花 12克   苦瓜乾 12克   川貝母 9克

清水2碗煎至大半碗，分2～3次當日服完。每日1劑。

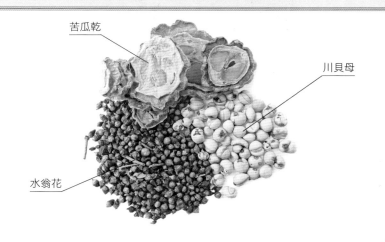

苦瓜乾

川貝母

水翁花

功效　清熱解毒，化痰止咳。

適用　小兒百日咳。

方解　本茶中川貝母除痰止咳潤肺；水翁花味苦性寒，清熱解毒；苦瓜乾味苦性寒，解熱除煩。

宜忌　本茶可加白糖適量調味，使兒童易於服用。

43

沙溪涼茶

| 崗梅根 | 金鈕扣 | 蒲桃 |
| 臭茉莉 | 顛茄 | |

　　本茶為袋包裝涼茶，每次1包，清水3碗煎至1碗。每日1劑。

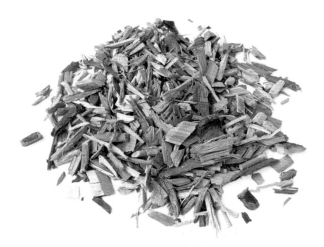

功效　清熱，除濕，導滯。

適用　四時感冒、身倦骨痛、寒熱交作、胸膈飽滯、痰凝氣喘。

方解　本茶採用的多為當地的中草藥，通常藥鋪較難尋覓，宜取市售的包裝品涼茶。崗梅根性寒，味苦、甘，能清熱解毒、生津止渴；金鈕扣性涼味淡，能散瘀、消腫、止痛；蒲桃性寒味苦，能利水、消腫，治腹脹；臭茉莉性平味淡，能祛風活血、消腫降壓；顛茄性溫，味苦、辛，能散瘀止痛、鎮咳平喘。

宜忌　忌煙、酒及辛辣、生冷、油膩食物。風寒感冒者忌用本茶。小兒、年老體弱者、孕婦應在醫師指導下服用。

五花茶

金銀花 15克　　　　木棉花 15克　　　　槐花 15克

雞蛋花 15克　　　　葛花 10克

　　頭煎清水3碗半煎至1碗；二煎清水2碗煎至半碗。分2次溫服。每日1劑。

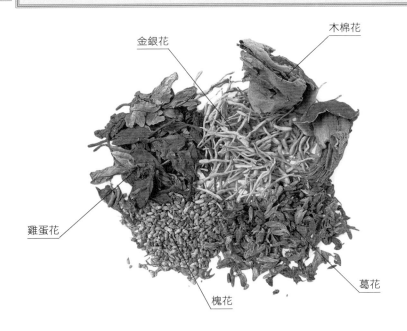

金銀花

木棉花

雞蛋花

槐花

葛花

功效　清熱利濕。

適用　大腸濕熱所致的腹痛、腹脹、口苦、大便稀爛或伴有膿血、舌紅、苔黃、脈濡數。

方解　本茶中雞蛋花、木棉花、葛花清利濕熱而止痢；金銀花、槐花清熱解毒涼血而止血痢。

宜忌　腹瀉、下痢屬寒濕者忌用。

攬蔥茶

蔥頭 15克　　　　生薑 10克　　　　紫蘇葉 10克

橄欖 (連核)60克

　　本藥為成藥，每包重7.5g。每次用1～2包，加食鹽少許，沸水沖泡，加蓋燜片刻即可飲用。亦可按上方自行配製，以清水2碗半煎至1碗，加食鹽少許飲用。

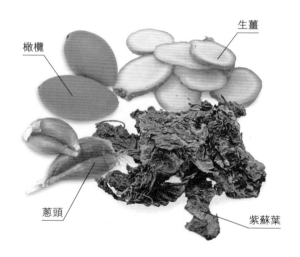

橄欖

生薑

蔥頭

紫蘇葉

功效　解表散熱，健胃和中。

適用　傷風感冒、發熱頭痛、鼻流清涕、頻作噴嚏、胸腹脹滿、嘔吐作悶、風寒型感冒。

方解　本茶中紫蘇葉解表和中、行氣宣脾；生薑和胃止嘔、除痰止咳；蔥頭發汗解表、健胃和中；橄欖清肺利咽、生津解毒。

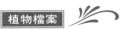

植物檔案

橄欖

科　　屬：橄欖科橄欖屬

別　　稱：橄梽、忠果、青果、青子、諫果、青橄
　　　　　欖、白欖、黃欖、甘欖

形　　態：常綠喬木。有膠黏性芳香的樹脂。
　　　　　奇數羽狀複葉互生。圓錐花序頂生或腋生，
　　　　　花瓣白色，芳香。核果卵形，初時黃綠色，後
　　　　　變黃白色，兩端銳尖。

使用部位：果實

主要成分：蛋白質、碳水化合物、脂肪、維生素C以及鈣、磷、鐵
　　　　　等礦物質。

品質鑑別：果實入藥稱「橄欖」，橢圓形，兩端稍尖，小而青香
　　　　　者為佳，大而黃胖者較遜，產於廣東、廣西、福建、臺
　　　　　灣、海南者質優。

使用注意：單次食用量不宜過多。胃潰瘍、胃寒疼痛和虛痛者忌
　　　　　食。橄欖色澤變黃而帶黑點即說明放得太久，不夠
　　　　　新鮮。

功效及應用：

① 鮮橄欖營養豐富，含鈣量尤高，對幼兒骨骼生長有益。

② 有「肺胃佳果」美稱，可潤肺利咽、清涼生津、消積化痰，可治
　療肺燥咳嗽、痰稠、咽喉腫痛發炎、痢疾、腹瀉、消化不良。

③ 解毒之力甚強，對魚蟹、酒精、煤氣中毒之輕症均有療效（重症者應
　及時求醫）。用鮮橄欖100g去核榨汁服用，可治療毒草中毒。

④ 用鮮橄欖搗爛外敷可有效治療濕疹。

經典論述：

　　治一切喉火上炎，大頭瘟症。能解濕熱、春溫，生津止渴，利痰，
解魚毒、酒、積滯。　——《滇南本草》

　　治咽喉痛，咀嚼嚥汁，能解一切魚鱉毒。——《本草綱目》

47

斑疹茶

| 天花粉 10克 | 薄荷 10克 | 梔子 10克 |
| 牡丹皮 10克 | 地骨皮 10克 | 玄參 10克 |

清水3碗煎至1碗，溫服。每日1劑。

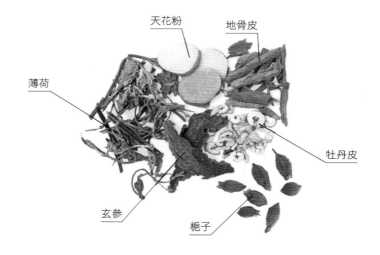

天花粉　地骨皮　薄荷　牡丹皮　玄參　梔子

功效 清熱解毒，涼血消斑。

適用 流感變症之身熱夜甚或持續壯熱、渴欲冷飲、心煩不寐、時有譫語、斑疹隱隱、鼻出血或痰中帶血、舌質紅絳、脈細數。

方解 本茶由華佗治斑疹神方改進而得。流感病毒清解不徹底，邪毒轉入營血而發斑疹。本茶中牡丹皮能清血中伏熱，配薄荷以透熱轉氣；天花粉養陰生津；玄參清利咽喉；梔子涼血解毒；地骨皮清營透虛熱。諸藥合用，清熱和營而邪熱外達，涼血解毒而斑疹自消。斑疹甚者加生地20克以清營瀉熱；熱盛者加金銀花15克以清營化毒。

宜忌 宜先「刮痧」再用此茶。忌食薑、蒜等辛熱之品。孕婦慎用。

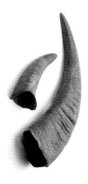

刮痧是使用邊緣光滑的器具刮拭肌膚，刺激經絡和穴位，而使「痧象」見諸體表，從而達到疏通經絡、活血散瘀、祛病排毒等效果的傳統治療保健手法。部分常見疾病如感冒、發燒、中暑、肌肉勞損等都適用刮痧，但也因人、因體質而異，例如心臟病、白血病患者則不適用，肌膚有破損的部位、孕婦的腹部和腰骶、婦女的乳頭均不可刮拭，而在空腹的狀態下也不宜刮痧。刮痧時應注意保暖，需待前一次刮痧的痧象消退後方能進行再次刮痧。

▲ 天然水牛角有涼血解毒之功，用作刮痧器具有利於更好地發揮功效

小兒七星茶

穀芽 15克　　鈎藤 10克　　薏米 10克　　蟬蛻 6克

山楂 6克　　淡竹葉 5克　　甘草 3克

清水3碗煎至1碗，分2次溫服。每日1劑。

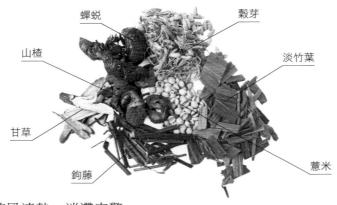

蟬蛻　　穀芽

山楂　　淡竹葉

甘草

鈎藤　　薏米

功效 疏風清熱，消滯定驚。

適用 小兒消化不良，症見不思飲食、夜睡不寧、煩躁易哭鬧、二便不暢、舌紅、苔厚、指紋紫。

方解 七星茶味甘淡，為民間常用的小兒涼茶方劑。本茶中薏米、山楂、穀芽健脾消食導滯；鈎藤、蟬蛻疏風清熱，且能定驚；淡竹葉、甘草清熱除煩定神。各藥合用，既能消食導滯，又能清熱除煩，安神定驚，是小兒傷食、驚風的良方。本茶中各藥均藥性平和，療效顯著，故民間應用廣泛。若納食欠佳嚴重者可加麥芽15克、布渣葉6克以助開胃消食之功；煩躁、易怒者加燈芯花10紮、孩兒草10克以清心瀉火；大便乾結者加冬瓜仁15克以通利大便；咬手挖鼻，夜睡磨牙者加獨腳金6克、象牙絲6克以消疳積。

宜忌 脾虛者忌用。

消滯茶

金銀花 15克　　　土茵陳 15克　　　布渣葉 15克

葫蘆茶 15克　　　山楂 15克　　　神麴 10克

檳榔 10克　　　枳殼 10克　　　甘草 3克

清水2碗半煎至1碗飲用。

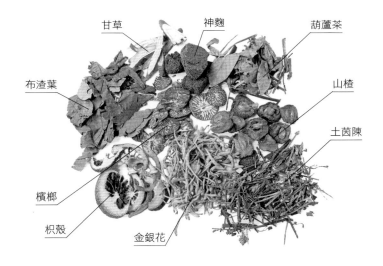

功效　除濕消滯，驅蟲祛積。

適用　濕熱腹痛、大便溏泄、食欲不振、消化不良。主要用於腸胃有積滯實證者。

方解　本茶中金銀花、土茵陳祛濕清熱；神麴、山楂、布渣葉、葫蘆茶祛積消滯；枳殼行氣導滯；檳榔殺蟲消積；甘草和中。

宜忌　本茶消導之力較強，脾胃虛寒者慎用。

外感清熱茶

苦瓜乾　布渣葉　大腹皮　茵陳　連翹　甘草
水翁花　金剛頭　金絲草　香薷　藿香　黃芩
大頭陳　土荊芥　山芝麻　枳殼　厚朴　葛根
崗梅根　土茯苓　龍膽草　杧果核

本茶為成藥，其性狀為褐色長方形茶塊，每塊重25g。
每次用1塊，清水2碗煎至1碗服用。

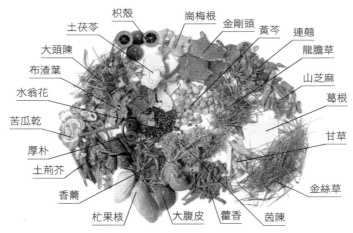

功效　解表散熱，解肌除濕。

適用　四時感冒、乍寒乍熱、手足厥冷、頭暈胸翳、瘴痧發熱。

方解　本茶味甘苦。金絲草、土茯苓清熱利尿；大頭陳、土荊芥祛風解表；崗梅根解熱利咽；黃芩清肺熱；葛根除熱解肌；香薷解表清熱化濕；枳殼、厚朴、杧果核行氣止痛；藿香化濕濁；茵陳利濕熱；大腹皮行氣寬腸；金剛頭清熱消暑、化氣導滯；布渣葉除滯消積；甘草和中。

宜忌　本茶性苦寒，攻邪力強，易傷正氣，孕婦慎用。

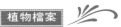

植物檔案

苦瓜

科　　屬：葫蘆科苦瓜屬

別　　稱：涼瓜、錦荔枝、癩葡萄、癩瓜

形　　態：一年生攀緣草本。葉互生，掌狀深裂。花小，單性，雌雄同株，黃色。果實紡錘形，有瘤狀凸起，成熟時橙黃色，味苦，瓤鮮紅色，味甜。

使用部位：果實

主要成分：蛋白質、脂肪、糖類、纖維素、胡蘿蔔素、維生素B、維生素C等。

品質鑒別：青邊、肉白、片薄、籽少，產於廣西、廣東、雲南、福建等地者質優。

使用注意：脾胃虛寒者不宜生食，食之令人吐瀉腹痛。
　　　　　苦瓜中的奎寧會刺激子宮收縮，引起流產，孕婦不宜。

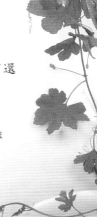

功效及應用：

① 苦瓜性寒涼，可清暑滌熱，夏季尤宜。涼拌或烹煮後食用均可，能清心開胃，對熱病煩渴、中暑等症有效。

② 明目解毒，可用於赤眼腫痛、痢疾、癰腫丹毒、惡瘡等有效。用鮮苦瓜搗爛外敷可治療疔瘡腫毒。

③ 苦瓜具有降低血糖的作用，其中所含的蛋白質脂類物質還具有抑制癌症的功效。

經典論述：

　　治丹火毒氣，疗惡瘡結毒，或遍身已成芝麻疔瘡疼難忍。瀉六經實火、清暑、益氣、止渴。——《滇南本草》

　　除邪熱，解勞乏，清心明目。——《生生編》

　　苦瓜清則苦寒；滌熱，明目，清心。可醬可醃。……熟則色赤，味甘性平，養血滋肝，潤脾補腎。——《隨息居飲食譜》

今日涼茶

傷風咳茶

薄荷 （後下）10克　　　甘草 10克　　　荊芥 （後下）10克

紫蘇葉 10克　　　北杏 10克　　　桑葉 10克

桔梗 10克　　　蘆根 15克　　　菊花 15克

連翹 15克

清水3碗煎至1碗飲用。每日1劑。

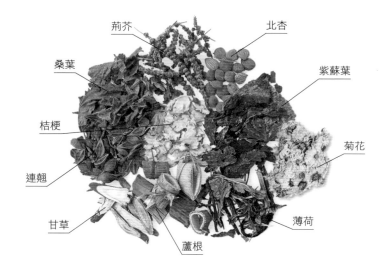

荊芥　　　北杏
桑葉　　　　　　紫蘇葉
桔梗
連翹　　　　　　　　菊花
甘草　　　　　　　薄荷
蘆根

功效　解表散熱，定喘止咳。

適用　傷風咳嗽、鼻塞流涕、發熱頭痛、噴嚏喉癢。

方解　本茶中薄荷、荊芥解表清熱；紫蘇葉宣通肺氣；北杏、桔梗止咳化痰；蘆根生津止渴；桑葉清肺熱；連翹解暑毒；菊花疏風清熱；甘草和中。

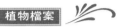

植物檔案

菊花

科　　屬：菊科菊屬

別　　稱：白菊花、甘菊花、菊華、秋菊、日精、九華鞠、金蕊、甘菊

形　　態：草本。莖色嫩綠或褐色。單葉互生，卵圓至長圓形，邊緣有
　　　　　缺刻及鋸齒。頭狀花序頂生或腋生，一朵或數朵簇生。舌狀
　　　　　花為雌花，筒狀花為兩性花。色彩豐富。

使用部位：花

主要成分：含水分、蛋白質、脂肪、碳水化合物、硫
　　　　　胺素、核黃素、維生素E、鉀、鈉、鈣、
　　　　　鐵、磷，以及揮發油、膽鹼、水蘇鹼、
　　　　　菊甙、黃酮類、氨基酸、維生素等。

品質鑑別：花朵完整，花色鮮豔，氣清香、無雜質，產於浙
　　　　　江、杭州，安徽亳縣、滁縣者質優。

使用注意：陽虛、脾虛便溏者慎食。陰陽兩虛型、痰濕型、血瘀
　　　　　型高血壓病患者不宜。不宜久煎。益血潤顏、疏散風熱
　　　　　宜用黃菊花；清熱宣肺、清肝明目宜用白菊花。

功效及應用：

① 菊花辛涼解表、疏風清熱，對外感風熱、癰瘡疔毒、咽喉腫痛以及溫
　病初起的多種病症均有療效。

② 菊花清肝明目的功效十分突出，可治療肝陽上亢、頭暈目眩、肝腎陰
　虛、目暗不明等症。

③ 菊花水煎醇浸劑可擴張冠狀動脈，增加冠脈流量。用菊花30g水煎取
　汁，每日分2次服用，對冠心病有效。

④ 菊花浸膏具有鎮靜作用，並可提高機體的抗缺氧能力。

⑤ 美容顏、抗衰老也是菊花的功效之一。用菊花加清水煎煮沸騰後熏
　面，可護膚潤顏，對粉刺和痱子也有效。

經典論述：

　　　主風，頭眩腫痛，目欲脫，淚出，皮膚死肌，惡風濕痹。久服利血
氣，輕身耐老延年。——《神農本草經》

神麴茶

大腹皮	麻黃	荊芥	防風	柴胡	薄荷
草豆蔻	木香	草果	花椒	梔子	烏藥
蒼耳草	青皮	厚朴	枳殼	枳實	三棱
高良薑	莪朮	澤蘭	蒲黃	葛根	大黃
鳳尾草	木通	茯苓	澤瀉	薏米	酒麴
辣蓼草	羌活	獨活	蒼朮	木瓜	香薷
紫蘇葉	前胡	扁豆	淮山	藿香	薑黃
車前草	青蒿	桔梗	菖蒲	香附	百合
制半夏	甘草	芡實	訶子	山楂	麥芽
益母草	檳榔	黃柏	黃芩	陳皮	小麥
使君子	北杏 (去油)				

本茶為成藥，每次用1塊，清水2碗煎至1碗，或加生薑3g同煎飲用。

功效 清熱解毒，除濕寬胸，消食健胃。

適用 感冒發熱、食滯吐瀉，特別適用於腸胃型感冒，即感冒發熱兼有吐瀉、腹瀉、吐蛔、消化不良等症。

方解 本茶中麻黃、紫蘇葉、防風、荊芥、羌活、香薷、蒼耳草辛溫解表；薄荷、葛根、柴胡、青蒿辛涼解表；黃芩、黃柏、梔子、大黃清熱瀉火；車前草、澤瀉、薏米、扁豆、木通、茯苓利水滲濕；藿香、蒼朮、草果、草豆蔻芳香化濕；獨活和木瓜祛風祛濕；鳳尾草與辣

神麴製成品

蓼草清熱利濕；前胡清化熱痰；制半夏溫化寒痰；菖蒲宣竅豁痰；花椒、高良薑、酒麴祛寒暖胃；桔梗、北杏、訶子、百合止咳平喘；淮山、芡實健脾開胃；山楂、麥芽消積導滯；大腹皮、陳皮、厚朴、薑黃、枳實、枳殼、香附、木香、青皮、烏藥理氣行氣；三棱、莪朮、澤蘭、蒲黃、益母草活血祛瘀；檳榔和使君子驅蟲消積；小麥和甘草和中解毒。

宜忌 本茶含有活血祛瘀藥物，孕婦慎用。

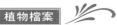
植物檔案

百合

科　　屬：百合科百合屬

別　　稱：摩羅、藥百合、大百合、野百合

形　　態：多年生草本。具球狀可食用的鱗莖。狹線形的單葉互生。花朵大，漏斗狀，花色多樣，味芬芳。

使用部位：鱗莖

主要成分：秋水仙鹼、鈣、磷、鐵、維生素B1、維生素B2、維生素C等。

品質鑒別：肉厚、質硬、色白，產於湖南、江蘇者質優。

使用注意：四季皆宜，秋季食用尤佳。性寒涼，風寒咳嗽、脾虛便溏者不宜食用。本品補氣，但食用過量易傷肺氣，食用應適量。

功效及應用：

①潤肺清熱是百合的突出功效，常用於治療肺燥咳嗽、慢性支氣管炎、肺氣腫、久咳咯血等疾病。

②因含有黏液質和多種維生素，百合在美容養顏方面也能發揮出眾效果，能有效改善油性肌膚。

③富含秋水仙鹼等多種生物鹼，可提高免疫力，預防癌症。

④百合具有清心寧神的功用，能抗抑鬱，治療精神衰弱、更年期綜合徵等疾患。

經典論述：

清痰火，補虛損。——《綱目拾遺》

除心下急、滿、痛，治腳氣，熱咳逆。——《藥性論》

魯太爺甘露茶

山楂 6克	神麴 6克	麥芽 6克
防風 6克	陳皮 6克	烏藥 6克
厚朴 6克	枳殼 6克	綠茶 6克

清水2碗煎至大半碗飲用。

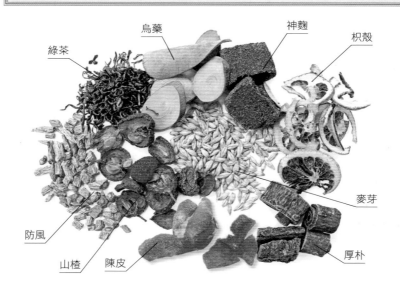

綠茶　烏藥　神麴　枳殼　麥芽　厚朴　防風　山楂　陳皮

功效 祛風散熱，除濕消滯。

適用 外感兼食滯、發熱頭痛、腹滿胸悶、食欲不振。

方解 本茶中山楂、麥芽消食導滯；神麴消食和胃；陳皮、烏藥、厚朴、枳殼行氣寬中；防風解表祛風；綠茶清熱消滯。

宜忌 用於輕型感冒兼有胃腸不適症狀者效果較好，但有高熱和咳嗽痰多等肺熱熾盛症狀時，則非本茶所宜。

塘葛菜茶

鮮塘葛菜 90～120克

清水3～4碗煎至1碗飲用。

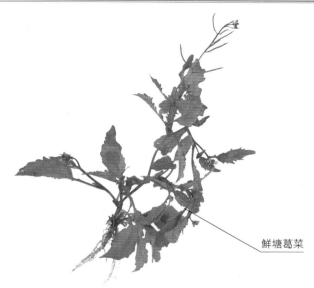

鮮塘葛菜

功效 清熱利濕，涼血解毒。

適用 感冒發熱、咽喉炎、膀胱濕熱、小便短赤、骨火節肢疼痛。

方解 塘葛菜又為野苦菜，性涼，味甘、淡，清熱利尿，涼血解毒。

小知識

　　塘葛菜是十字花科植物，多生於路邊、田邊、濕地。塘葛菜與生魚（烏魚）同煎，稱生魚葛菜湯，涼菜店常有煎成品出售，對感冒發熱、咽喉炎、腎炎、水腫等有療效。本茶亦可加入石螺肉60g煎服，其祛濕消滯的作用更強。

◀塘葛菜

泌炎寧茶

一點紅 30克   野菊花 30克   金銀花 30克

茅根 30克   海金沙 15克   石葦 15克

　　本茶是成藥，其性狀為顆粒，每包重15g。每次用1～2包，沸水1碗沖服，每日2～3次。亦可按上方自行配製，以清水4碗煎至2碗服用，可加白糖適量調味。

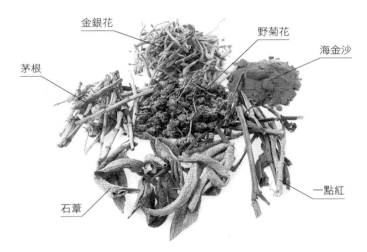

金銀花
野菊花
海金沙
茅根
石葦
一點紅

功效　抗菌消炎，清熱利尿。

適用　尿頻尿急、小便短赤、下腹刺痛、尿道炎、膀胱炎、急性腎盂腎炎。

方解　本茶味甘苦。本茶中一點紅性味苦寒，涼血解毒、活血化瘀；野菊花味苦性寒，清火解毒；金銀花味甘性寒，清熱解毒、抗菌；茅根、海金沙、石葦味甘性寒，具有清熱、利尿、通淋的作用；海金沙含多種黃酮類物質，有較強的抗菌作用；石葦含皂甙、蒽醌類、黃酮類等，可增強細胞吞噬能力及增強體內抗體抗病能力。

宜忌 本茶性較寒涼，體質較弱者飲用後會有胃區不適和乏力之感，有胃、十二指腸潰瘍病者慎用。

植物檔案

金銀花

科　　　屬：忍冬科忍冬屬

別　　　稱：忍冬、銀花、雙花、金銀藤、鴛鴦藤、老翁鬚

形　　　態：常綠纏繞灌木。幼枝密被柔毛和腺毛，老枝棕褐色。葉對生，卵形至長卵形，初時兩面有毛，後則上面無毛。花成對腋生，初開時白色，後變黃色。漿果球形，熟時黑色。

使用部位：花、莖枝

主要成分：雙藥醇、芳樟醇、木樨草黃素、肌醇、皂甙、鞣酸等成分，還含有大量的還原基因。

品質鑑別：花入藥稱「金銀花」，花蕾多、色淡、氣清香者佳，莖枝入藥稱「忍冬藤」，產於河南、山東者質優。

使用注意：久服傷胃，脾胃虛寒者忌之。瘡瘍氣虛膿清者不宜。

功效及應用：

①金銀花性甘寒，芳香散風熱，善於內清外散，沸水沖泡代茶頻飲可治療風熱感冒。

②金銀花抗炎、抑菌，並可增強免疫力。口服水煎劑對膀胱炎、淚囊炎、流行性腮腺炎、傳染性肝炎有效。

③研究證明金銀花乙醇具有抗早孕的功效。

④金銀花還可涼血治痢，主治熱毒痢疾，下痢膿血。

經典論述：

　　能解大熱。——《藥性論》

　　金銀花，善於化毒，故治癰疽腫毒，瘡癬楊梅，凡濕諸毒，誠為要藥。——《本草正》

崩大碗茶

鮮崩大碗 250克　　　**紅糖** 適量

　　崩大碗洗淨晾乾，放沙盆內研爛，加入冷開水2碗攪拌均匀，用4層紗布過濾，去渣取汁，再加紅糖適量調味飲用。或取崩大碗30g，清水3碗煎至1碗，去渣加紅糖適量飲用。

功效 消炎解毒，涼血生津，利濕清熱。

適用 上呼吸道炎、暑天口渴尿少、肢體倦乏、膀胱炎、尿道炎、尿頻尿急、下腹刺痛。

方解 本茶中崩大碗味甘性涼，清涼解毒，民間常用。

宜忌 本茶的利尿作用強，孕婦慎用。

鮮崩大碗

風栗殼糖茶

風栗殼 30克　　　**冰糖或白糖** 適量

　　清水2碗煎至1碗，去渣加冰糖或白糖適量調味飲用。

功效 散結，祛痰，止咳。

適用 頸淋巴結核、頸部慢性淋巴腺炎、百日咳。

方解 本茶中風栗殼味澀、微苦，性平，能祛痰火、散熱結。本茶若加玉米鬚、糖冬瓜各15克同煎，對百日咳的止咳效果更好。治頸部痰核，可加夏枯草10克同煎。

風栗殼

蚌花蜜棗茶

蚌花 25克（鮮品60克）　　蜜棗 （去核）5～6枚

清水2碗煎至1碗飲用。每日1劑。

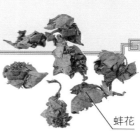

蚌花

功效 清肺化痰，涼血止血。

適用 肺熱燥咳、吐血、衄血、頸淋巴腺炎。

方解 本茶中蚌花清血解熱，止咳祛痰火；蜜棗性平味甘，潤肺和中。本茶亦可加豬瘦肉60克同煎湯汁，除清肺潤燥外，更有益氣之功，體弱者更宜。

蜜棗

芥菜蜜棗茶

鮮芥菜 60～90克（乾品30克）　　蜜棗 5～6枚

清水3碗煎至1碗飲用。

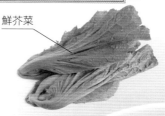

鮮芥菜

功效 清熱解毒，和肝養陰，利尿止血。

適用 暑熱傷食、腎炎水腫、高血壓、急性黃疸型肝炎、眼結膜炎、小便短赤、血尿、乳糜尿。

方解 本茶中薺菜味甘、淡，性平，可利尿止血，清熱消炎；蜜棗味甘性平，可益氣生津，補脾調胃。

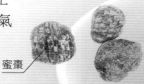

蜜棗

水翁花茶

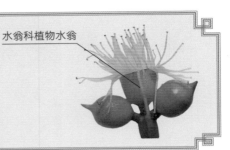

水翁科植物水翁

水翁花 30克

清水2碗煎至1碗飲用。

功效 清熱散毒,消食滯。

適用 感冒發熱、急性胃腸炎、消化不良。

方解 本茶中水翁花味苦性寒,能清熱、解毒、導滯。

宜忌 本茶苦寒傷胃,脾胃虛寒者慎用。

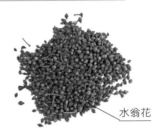

水翁花

葫蘆茶

葫蘆茶 30~60克

清水3~4碗煎至1碗,亦可加白糖適量調味。

功效 清熱解暑,利濕消滯,祛積殺蟲。

適用 傷風咳嗽、傷暑口渴、咽喉炎、腸炎、鉤蟲病。

方解 葫蘆茶味微苦,性微寒,入肺、脾經,能清熱利濕,消滯殺蟲。解暑力尤強。

宜忌 老少皆宜,但孕婦慎用。

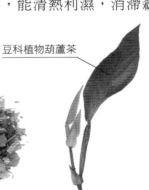

豆科植物葫蘆茶

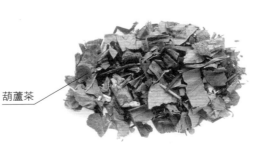

葫蘆茶

茅根竹蔗茶

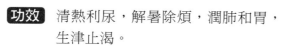

茅根 60克　　　　竹蔗 250克

清水5碗煎至2碗飲用。

茅根

竹蔗

功效　清熱利尿，解暑除煩，潤肺和胃，
生津止渴。

適用　麻疹、水痘、鼻衄、血尿、膀胱炎、尿道
炎、肺熱咳嗽、咽乾咽痛、感暑發熱、酒毒煩渴。

方解　本茶是夏天常用的清涼飲料，味甘甜。茅根味甘性寒，涼血止
血，清熱利尿；竹蔗性寒味甘，清熱瀉火，潤燥解毒。若無竹
蔗，也可用果蔗或糖蔗，但功效稍減；茅根則鮮用較乾用效果
好。

紅蘿蔔水馬蹄茶

紅蘿蔔 250克　　　　水馬蹄 250克

清水5碗煎至2碗飲用。

功效　清熱解毒，養陰生津。

水馬蹄

適用　水痘、麻疹、痱子密集、暑熱煩渴、飲
食積滯。

方解　本茶是港澳和珠三角一帶群眾常飲用的清
涼飲料之一，其味甘甜，易於入口，多用於兒
童。紅蘿蔔寬中行氣，健胃助消化。馬蹄分水
生和陸生兩種，作涼茶用以水生者為佳，其
功能清熱利尿、涼血解毒、通便化痰。

紅蘿蔔

今日涼茶

二葉茶

鮮菊花葉 30克　　　鮮桑葉 30克　　　　紅糖 適量

清水3碗煎至1碗，去渣加紅糖調味飲用。

功效　疏風清熱，涼血解毒。

適用　感冒頭痛、風熱赤眼、腮腺炎。

方解　本茶中菊花葉味辛、甘，性平，可清熱解毒、平
肝、清肺、去頭風；桑葉味微苦，性微
寒，具有疏風清熱，清肝明目之效。

鮮桑葉

鮮菊花葉

雞屎藤糖茶

鮮雞屎藤葉 60克　　紅糖 適量

清水3碗煎至1碗，去渣加紅糖適量調味飲用。

功效　清肝熱，消暑導滯，除濕止痢。

適用　痢疾、腸炎、眼結膜炎、小兒食滯、痱子癤腫。

方解　本茶中雞屎藤味甘、酸，性平，可清肝解暑，導滯
除濕。對腸炎、痢疾不宜食用米飯者，可
用鮮雞屎藤葉60克、大米30克，先用
水泡軟大米，然後與雞屎藤葉一
起放入沙盆內搗爛，加清水和紅
糖適量煮成糊狀服食代飯，每
日2次，連服2天。

鮮雞屎藤葉

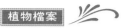 植物檔案

雞屎藤

科　　屬：茜草科雞屎藤屬

別　　稱：牛皮凍、雞矢藤、紅骨蛇、臭腥藤、雞香藤

形　　態：多年生草質藤本。全株均被灰色柔毛，揉碎後有惡
　　　　　臭。葉對生，有長柄，卵形或狹卵
　　　　　形。花多數集成聚傘狀圓錐花序，
　　　　　花冠筒鐘形，內面紫色。果球
　　　　　形，淡黃色。

使用部位：全草

主要成分：車葉草甙、雞矢藤甙、雞矢藤次甙、雞矢藤甙酸、去乙醯豬
　　　　　殃殃甙、γ-谷甾醇、熊果甙及揮發油。

品質鑒別：產於山東、安徽、江蘇、浙江、江西、福建、臺灣、廣東、
　　　　　廣西、湖北、湖南等地者為優。

功效及應用：

①雞屎藤可祛風止血，鎮痛消炎，抑菌。用新
　鮮雞屎藤葉的嫩芽搽患處，可治療神經皮
　炎。

②消食導滯是雞屎藤的主要功效，傳統
上常用於食少和小兒疳積。

③雞屎藤還具有清火解毒的功效，可治
　療腹瀉、胃脘痛、無名腫痛、農藥
　中毒等。用雞屎藤與綠豆煎服，對
　輕度急性有機磷農藥中毒有效。

經典論述：

　　為洗藥，解毒，去風，清熱，
散寒。敷無名腫毒，並補筋骨。——
《植物名實圖考》

　　治失眠，久咳。——《四川中藥志》

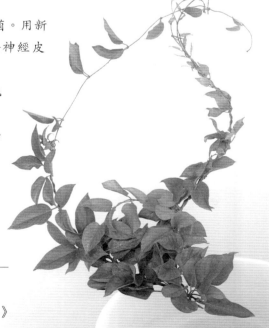

今日涼茶

橄欖蘿蔔茶

橄欖 60克 　　　　　　**白蘿蔔** 250克

　　白蘿蔔連皮洗淨切片與橄欖同煎，清水5碗煎至1碗半飲用。

功效 清咽消食，生津止渴，止咳化痰，下氣利尿。

適用 流感、感冒、支氣管炎、急性咽炎、肝氣鬱滯、兩脅作痛、酒毒煩渴、飲食積滯。

方解 本茶中橄欖具有生津止渴，清肺利咽，除煩解酒之功效；蘿蔔為藥食兼用的蔬菜之一，中醫認為能消食開胃，止咳化痰，下氣利尿。

宜忌 本茶下氣之力甚強，孕婦慎用。

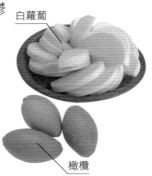
白蘿蔔
橄欖

羅漢果茶

羅漢果 1/3個至半個

　　清水3碗煎至1碗，去渣加白糖調味飲用。

功效 止咳清熱，潤肺寬腸。

適用 肺熱咳嗽、咽乾口渴、百日咳、腸燥便秘、小兒頸淋巴腺炎。

方解 本茶中羅漢果味甘性平，含有豐富的葡萄糖，潤肺祛痰，止咳解渴。本茶亦可用羅漢果半個、豬肺250克煲湯服食，潤肺功效更強。

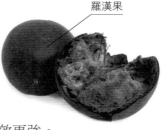
羅漢果

橄欖酸梅茶

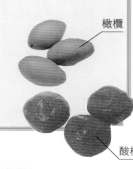

橄欖 （連核）60克　　　酸梅 10克

　　二者稍搗爛，加清水3碗煎至1碗，去渣加白糖適量調味飲用。

橄欖

酸梅

功效　清熱解毒，生津止渴。

適用　急性咽炎、急性扁桃腺炎、咳嗽痰稠、酒毒煩渴。

方解　本茶中橄欖味甘、酸，性平，可清肺利咽，生津解毒；酸梅味酸性平，可止嗽除痰，生津止渴，除煩，消痰涎壅塞和除喉間的黏膩不快。

宜忌　高熱不退的化膿性扁桃腺炎的重症患者，應及時到醫院治療，不可單用本茶。

消暑冬瓜茶

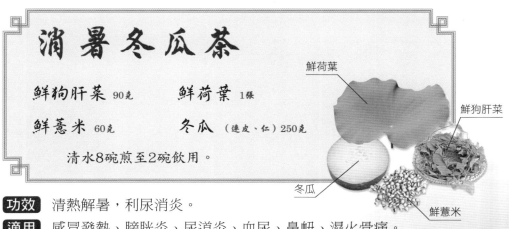

鮮狗肝菜 90克　　　鮮荷葉 1張

鮮薏米 60克　　　冬瓜 （連皮、仁）250克

　　清水8碗煎至2碗飲用。

鮮荷葉

鮮狗肝菜

冬瓜

鮮薏米

功效　清熱解暑，利尿消炎。

適用　感冒發熱、膀胱炎、尿道炎、血尿、鼻衄、濕火骨痛。

方解　本茶中冬瓜與荷葉均為夏令解暑之品，加入狗肝菜與鮮薏米，其清熱解毒，利尿滲濕之力更佳。本茶的冬瓜、荷葉清熱解暑；鮮薏米利尿滲濕；狗肝菜清熱解毒，涼血利尿。

宜忌　孕婦、脾胃虛寒者慎服。

黃花菜根茶

黃花菜根 30克（鮮品60克）　　　　　　**紅棗** 30克

葛根 30克

清水4碗煎至1碗飲用。

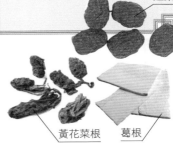

紅棗

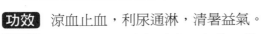

黃花菜根　葛根

功效 涼血止血，利尿通淋，清暑益氣。

適用 暑熱煩渴、胃火牙痛、血熱、鼻
衄、胃熱、牙齦出血、大腸下
血、咽喉腫痛。

方解 本茶中黃花菜根性平味甘，利尿、
消腫、止血；葛根除煩止渴，清脾胃虛火；紅棗養血益氣。

宜忌 本茶藥用平和，老少咸宜。

百眼藤茶

百眼藤

百眼藤 30～60克（小兒15～20克，可加白糖少許）

清水2～3碗煎至1碗飲用。每日1劑。

功效 清熱解毒，散瘀止痛，祛風化濕。

適用 消化不良、大便秘結、支氣管炎、感冒咳嗽、百
日咳、跌打扭傷、腰肌勞損。

方解 本茶中百眼藤味甘性涼，可解熱毒，祛風濕，
化瘀痛。治勞損也可加豬赤肉（即豬脖子處的
肉）同煮成湯服用。

茜草科植物百眼藤

宜忌 陰虛體弱者忌用。

黃皮葉茶

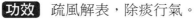

鮮黃皮葉 30～60克

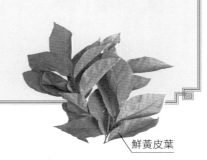

清水2碗煎至1碗飲用。

鮮黃皮葉

功效 疏風解表，除痰行氣。

適用 流感、感冒、瘧疾。

方解 本茶中黃皮葉性涼味辛，可疏鬱行氣、止痛退熱。據報導，本茶亦可加紅糖30～60克煎服，治療瘧疾有效。黃皮樹是芸香科植物，分布於中國南方，其果實可食用，作涼茶用其葉。

紫草茸糖茶

紫草茸

紫草茸 3～5克　　　**白糖** 適量

清水2碗煎至1碗，加白糖適量調味飲用。

功效 清熱，涼血，解毒。

適用 麻疹、水痘、風疹、多發性癤腫、痱子合併感染、血熱鼻衄。

方解 紫草茸味苦性寒，清熱解毒，活血涼血，並可透疹。

宜忌 本茶苦寒傷胃，脾胃虛寒者慎用。

 小知識

　　紫草茸是昆蟲紫膠蟲在樹枝上所分泌的膠質，與植物紫草是兩種不同的藥物。紫草茸主產雲南、四川、臺灣等地，西藏和廣東亦有出產。《本經逢原》指「其功倍於紫草，故以紫草茸呼之，實非紫草同類也」。

雙梅茶

崗梅根 30克　　　水楊梅根 30克　　　白糖 適量

清水3碗煎至1碗，去渣加白糖適量調味飲用。

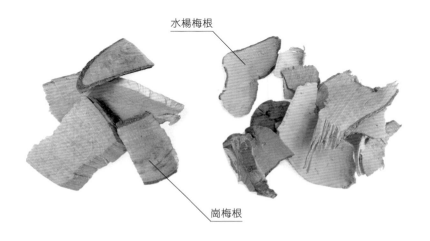

水楊梅根

崗梅根

功效 消炎解毒，生津止渴，清火利咽。

適用 感冒發熱、咽喉炎、扁桃腺炎、牙齦炎。

方解 本茶中雙梅是指冬青科植物崗梅和茜草科植物水楊梅。二者的根部均有較強的清熱解毒作用：崗梅根清熱解毒，生津止渴；水楊梅根清熱解毒，對沙門氏菌、金黃色葡萄球菌均有較強的抑菌作用。

宜忌 本茶水煎加糖，可減少苦味，易於入口，孩童亦可服用。

佛耳草茶

佛耳草 30克

清水1碗半煎至大半碗飲用。

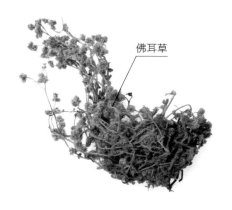

佛耳草

功效 化痰止咳，祛風濕。

適用 感冒風寒、咳嗽痰白、風濕骨痛、慢性支氣管炎。

方解 本茶中佛耳草味甘性平，可溫肺順氣，祛痰鎮咳。

宜忌 佛耳草用量不宜過大。

小知識

　　佛耳草是菊科植物，作涼茶用全草。《本草正》說它能「散痰氣，解風寒寒熱」。《名醫別錄》認為它「主痹寒寒熱，止咳」。

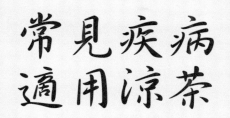

常見疾病
適用涼茶

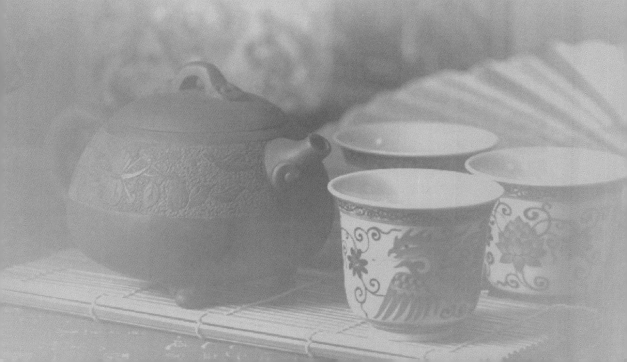

簕莧菜頭茶

簕鮮莧菜頭 60克

清水3碗煎至1碗,飯前飲用。

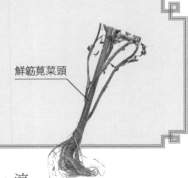

鮮簕莧菜頭

功效 清熱利濕,消炎解毒,消腫止痛,涼
血止血。

適用 痔瘡發炎腫痛、痔瘡出血。

方解 本茶中簕莧菜即野莧菜,味甘性涼,清熱涼血,解毒利濕。本
茶亦可加豬大腸120～150克同煎服,消炎止痛的效果更佳。本
茶對初期內痔出血患者有良效,如為二、三期內痔發炎腫痛,
服本茶待症狀好轉後,需到醫院請專科醫生根治痔核。

藿香佩蘭茶

藿香 5克　　　　　**佩蘭** 5克　　　　　**薄荷** 2克

沸水1碗沖泡,每日1次代茶飲用,連用3～5天。

功效 防暑降溫。

適用 預防夏暑感冒。

方解 本茶的藿香芳香化濁、解暑發
表、開胃止嘔;佩蘭醒脾和
胃、清暑化濕;薄荷能散風止
癢、清熱解表。

宜忌 陰虛火旺、舌紅無苔者忌用。

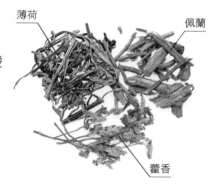

薄荷

佩蘭

藿香

人參葉潤燥茶

人參葉 15克　　　龍利葉 15克　　　枇杷葉 15克

麥冬 15克　　　天花粉 10克　　　甘草 6克

頭煎清水4碗煎至1碗；二煎清水2碗煎至半碗。早晚分服。每日1劑。

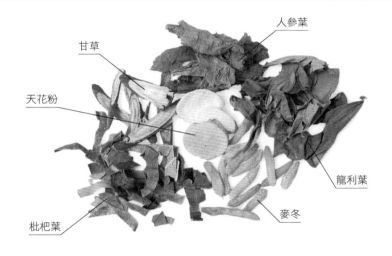

功效 清肺，潤燥，止咳。

適用 乾咳無痰，或痰少色黃而黏，或痰中帶血絲、鼻咽乾痛、失聲、舌紅、苔薄黃而乾。

方解 肺為燥邪所傷，治宜清肺潤燥，益陰止咳。本茶中人參葉清肺降火生津而療肺燥；龍利葉潤肺止咳利咽而治失聲；枇杷葉清肺降氣化痰而止咳；天花粉、麥冬養陰生津而潤肺燥。各藥合用，共奏清肺止咳，生津潤燥之效。

宜忌 寒咳、胃寒者慎用。

今日
涼茶

山楂毛冬青茶

山楂 30克　　　　毛冬青 30克

頭煎清水3碗煎至1碗；二煎清水2碗煎至半碗。溫服。
每日1劑。

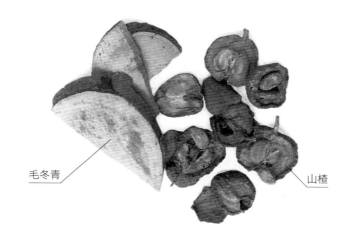

毛冬青　　　　　　　　　　　　　　　　山楂

功效　清熱消脂、活血通絡。

適用　膽固醇增高，並見腹脹、納呆、口乾口苦、舌紅。

方解　本茶中山楂酸、甘，微溫，功能消積散瘀，現代藥理研究表
明，山楂能抑制膽固醇的合成，因而有降低血清膽固醇的作
用；毛冬青苦寒，功能清熱解毒，活血通脈，有降低血清膽固
醇及降甘油三酯的作用。兩藥合用，既消脂又活血通絡，使瘀
熱得清，脂隨熱釋。

宜忌　脾胃虛寒者忌用。

三草消黃茶

白花蛇舌草 30克　　金錢草 25克

益母草 25克　　　　紅糖 適量

清水5碗煎至2碗，加入紅糖煮至溶化即可，分3次服，兒童用量減半。每日1劑。

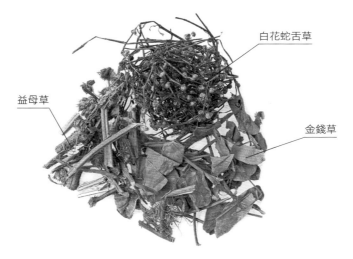

白花蛇舌草

益母草

金錢草

功效 清熱解毒，利濕退黃。

適用 急性黃疸型肝炎，症見身目黃染、尿黃如濃茶者。

方解 本茶中白花蛇舌草有清熱解毒、利濕退黃、散結消腫之效，藥理研究發現其能有效地對抗病毒對肝細胞的炎性損害和變態反應，防止纖維化和癌變；金錢草利膽退黃，解毒化濕，能促進膽汁代謝，加速黃疸的消退；益母草活血化瘀，能改善肝臟血流及供氧，使受損的肝細胞及時修復和再生。三藥合用，既清肝退黃，又保肝護肝。

宜忌 忌燥熱、酒煙之品。脾胃虛寒者忌用。

土益草茶

土茯苓 30克　　　　益母草 30克

川萆薢 20克　　　　川牛膝 20克

　　頭煎清水3碗煎至1碗；二煎清水2碗煎至半碗。早晚分服。每日1劑。

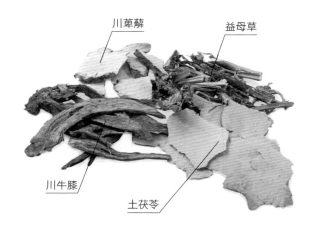

川萆薢　　　　益母草

川牛膝

土茯苓

功效　行瘀，瀉濁，利尿。

適用　慢性前列腺炎及前列腺增生，症見尿頻、尿急、尿痛或尿道口滴白、腰部及會陰脹墜疼痛、舌紅、苔黃。

方解　本茶中益母草行瘀力強且能利尿，在此更取其抗菌消炎、抑制血小板凝集和血栓形成的作用。川萆薢則「主白濁莖中痛，陰痿失溺，惡瘡」（《本草通玄》）；土茯苓瀉濕濁，清熱解毒；川牛膝活血，引藥下行而祛瘀於外。諸藥合用，共奏行瘀通滯、瀉濕濁、解熱毒之效，對慢性前列腺炎及前列腺增生有較好的治療作用。

宜忌　脾腎陽虛者忌用。

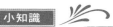 小知識

益母草為婦科常用藥，因其行瘀力強，並能利尿，現在也廣泛用於男科前列腺炎及前列腺增生等症，並有顯著療效。

◀ 唇形科植物益母草

二陳止痢茶

陳茶葉 10克　　　陳皮 10克　　　　　生薑 7克

清水適量煎沸5～10分鐘，不拘時溫服。每日2～3劑。

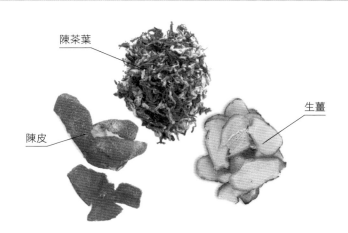

陳茶葉

生薑

陳皮

功效　燥濕化滯，行氣止痢。

適用　痢疾、下痢膿血、赤多白少。

方解　本茶中陳皮理氣化滯；生薑溫中散寒；陳茶葉則具消滯、化氣之功。

宜忌　濕熱內盛及陰虛火旺者忌用。

81

今日涼茶

三仙茶

焦麥芽 20克　　　焦山楂 10克

焦神麴 10克　　　蜜棗 （去核）3枚

清水3碗煎至1碗，分2次溫服。每日1劑。

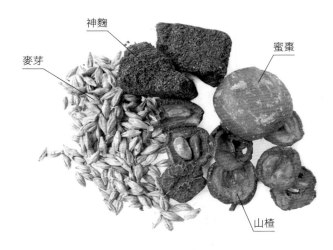

神麴
麥芽
蜜棗
山楂

功效 消食，導滯。

適用 傷食症之不思飲食、腹脹，或伴噯氣、瀉痢、苔黃膩、指紋紫滯。

方解 小兒臟腑嬌嫩，脾胃易傷，飲食不節或過食高熱量、高營養等物質，會影響脾胃的消化功能，使腸胃為食積所傷，治宜消食導滯。本茶用消食導滯之良藥「焦三仙」（指山楂、神麴、麥芽均炒焦入藥）。山楂健胃消食，是治療傷食泄瀉之良藥，生用能化瘀行滯，炒焦則增強消食健胃之功，併入腸道而消積止瀉；神麴和胃消食，炒焦後減發散之力，增健脾消食之功。麥芽消食健胃，炒焦後長於消食導滯，是消米麵食積之良藥；蜜棗甘潤以消減藥之苦味。諸藥合用，既健脾胃又消食積，是治

療傷食症之良方妙藥。

宜忌 宜清淡飲食，可食用稀粥、麵條等易消化之食物；忌食油炸食物和牛肉、豬肝等煩熱滯邪之物。

小兒消滯茶

麥芽 20克　　浮小麥 15克　　糯稻根 12克

山楂 5克　　白芍 6克

清水3碗煎至1碗，分2次溫服。每日1劑。

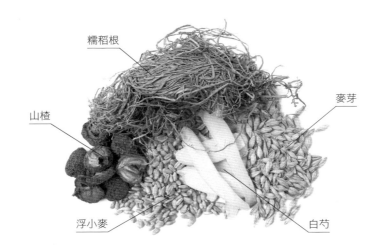

糯稻根
麥芽
山楂
浮小麥
白芍

功效 消滯，斂汗。

適用 納食欠佳、面色萎黃、消瘦、夜睡不寧、汗多。

方解 本茶中麥芽、山楂消食開胃；浮小麥、糯稻根斂汗；白芍柔肝斂汗。諸藥合用，共奏開胃消滯，柔肝斂汗之效。

宜忌 外感發熱者慎用。

83

二麥太子茶

浮小麥 20克　　　　太子參 10克

麥冬 10克　　　　　蜜棗 （去核）3枚

　　清水3碗煎至1碗，分2次溫服。亦可用泥鰍5〜6條，開水燙去或用食鹽洗去泥鰍體表之黏液，煎至微黃色後加入少許清水，與上茶共煲成湯飲用。每日1劑。

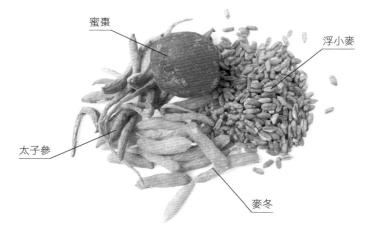

蜜棗

浮小麥

太子參

麥冬

功效　益氣養陰，斂汗。

適用　陰虛盜汗，症見夜睡時汗出、醒後汗止、夜睡煩躁不安、舌紅、苔少。

方解　陰虛之人陽熱相對有餘，虛火煎迫陰津，津隨虛火逸出體外，發為盜汗，治宜養陰斂汗。本茶中太子參養陰益氣，固攝斂汗；麥冬滋陰；浮小麥甘涼，功能止虛寒、除煩熱為君藥。蜜棗甘潤，既佐太子參、麥冬甘潤滋陰，又口感清甜，小兒易於接受。若煩躁易怒者加白芍10克以柔肝斂汗；盜汗重者加糯稻根8克、五味子6克以加強斂汗的作用。

宜忌　陽虛自汗者忌用。

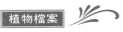

植物檔案

沿階草

科　　屬：百合科沿階草屬

別　　稱：麥門冬、寸冬、麥冬、書帶草、不死草

形　　態：多年生常綠草本。根較粗壯，根的頂端或中部常膨大成紡錘狀肉質小塊根。葉叢生於基部，狹線形。總狀花序頂生，花莖比葉稍短或近等長，花白色或淡紫色。漿果黑色。

使用部位：塊根

主要成分：多種甾體皂甙、黏液質、氨基酸、葡萄糖、β-谷甾醇、豆甾醇、維生素A及人體必需的微量元素鋅、銅、鐵等成分。

品質鑒別：根部入藥稱「麥冬」，肥大，黃白色，產於浙江者質優。

使用注意：寒咳痰飲、脾虛便溏者忌用。

功效及應用：

①麥冬性寒，長於潤肺養陰，對肺痿、肺癰、咯血、燥咳、熱病傷陰、病後虛羸等症有效。

②麥冬有益胃生津的功效，可治療萎縮性腎炎。

③麥冬注射液可對抗心肌梗塞，而其中所含的氨基酸和糖類化合物耐缺氧作用顯著。

④將鮮麥冬搗爛外敷幼兒肚臍，可治療少兒急性水腫。

經典論述：

主心腹結氣，傷中傷飽，胃絡脈絕，羸瘦短氣。——《神農本草經》

療身重目黃，心下支滿，虛勞客熱，口乾燥渴，止嘔吐，癒痿蹶，強陰益精，消穀調中，保神，定肺氣，安五臟，令人肥健。——《名醫別錄》

治寒熱體勞，下痰飲。——《本草拾遺》

久服輕身，不饑不老。——《本草綱目》

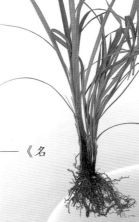

三藤清痹茶

忍冬藤 30克　　　清風藤 30克　　　絡石藤 20克

敗醬草 30克　　　土茯苓 30克　　　老鸛草 30克

頭煎清水4碗煎至1碗；二煎清水2碗煎至半碗。溫服。每日1劑。

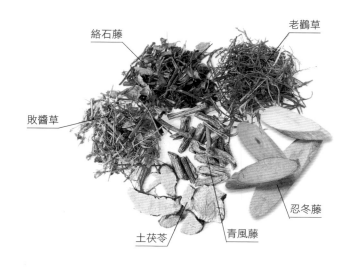

絡石藤　老鸛草　敗醬草　土茯苓　青風藤　忍冬藤

功效　清熱解毒，疏風除濕，活血通絡。

適用　痛風屬風濕熱者，症見關節疼痛、捫之發熱，甚者紅腫熱痛、痛不可觸、得冷則舒、遇熱則劇、舌紅、苔黃。

方解　中醫認為痛風屬風濕邪熱壅阻脈絡。治宜清熱除濕，通絡止痛。本茶中忍冬藤、絡石藤、清風藤一則性涼，功在清涼解毒，二則藤入絡通經，功在活絡定痛；土茯苓、敗醬草、老鸛草清熱解毒，利水消腫。諸藥合用，共成清熱解毒，祛風除濕，通絡止痛之效。

宜忌　脾胃虛弱者慎用。忌食蝦、蟹及其他「發」物。

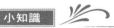

「發物」是指服用後會導致病人病情加重或誘發舊疾等後果的食物。因其本性刺激、助陽發散或含有異體蛋白、特殊激素等而對人體引起不良效應，如皮膚過敏、哮喘、脹氣、傷口發炎等。發物通常可分為以下幾類：發風之物，如蝦、蟹、雞蛋、椿芽等；發熱之物，如薑、花椒、胡椒、羊肉、狗肉等；發濕熱之物，如糯米、豬肉等；發動血之物，如海椒、胡椒等；發冷積之物，如西瓜、梨、柿等各種生冷之品；發滯氣之物，如羊肉、蓮子、芡實等。應忌食哪些發物因人因病而異，可據個人體質和病情詳詢醫生。

◀香椿，椿芽即香椿樹新發的嫩芽，可作蔬菜食用

龍芽茶

龍芽草 10克　　　陳茶葉 10克

水煎取汁，不拘時溫服。每日1劑。

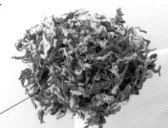

龍芽草

陳茶葉

功效 清熱利濕，止痢止血。

適用 赤白痢。

方解 本茶的龍芽草性平、味苦、澀，有收斂止血，截瘧止痢之功，合以清熱、解毒、消滯的陳茶葉，共奏清熱利濕、止痢止血之功。

馬齒莧白糖茶

馬齒莧 50克　　　　白糖 40克　　　　茶葉 10克

水煎取汁，代茶飲用。連服3～6天。

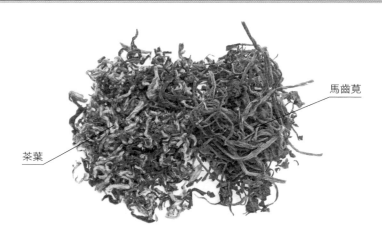

馬齒莧

茶葉

功效　清熱，解毒，止痢。

適用　煩熱口渴的濕熱型痢疾，以及熱毒血痢、便血等。

方解　馬齒莧為藥食兼之的野菜，能清熱解毒、涼血消腫，常用於熱毒血痢、濕熱型痢疾、腸炎腹痛；茶葉清心滌熱；白糖潤燥和胃。

宜忌　脾胃虛寒、大便泄瀉者忌用。

小知識

馬齒莧是營養豐富的野菜，有「長壽菜」之稱，因其葉青、梗赤、花黃、根白、籽黑，又得「五行菜」之名。具有抑菌消毒的功效，還可輔助治療糖尿病，民間常涼拌或與其他食材搭配製成糕點食用。

◀「長壽菜」馬齒莧

五仁葦莖茶

葦莖 20克　　　　冬瓜仁 20克　　　　薏米 20克

瓜蔞仁 10克　　　桃仁 10克　　　　　北杏 12克

　　頭煎清水3碗煎至1碗；二煎清水2碗煎至大半碗。分2次服。每日1劑。

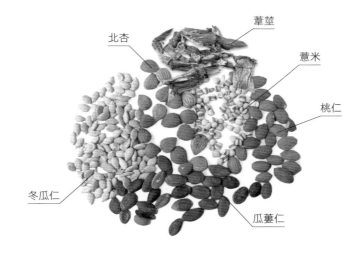

　　　　　　　　　　　　　　　　　　葦莖
北杏　　　　　　　　　　　　　　　　　　薏米
　　　　　　　　　　　　　　　　　　　　桃仁
冬瓜仁　　　　　　　　　　　　　　　瓜蔞仁

功效　清熱解毒，化痰止血。

適用　痰熱壅盛之支氣管擴張。症見發熱、咳嗽、痰多黏稠、色黃腥臭、咳吐鮮血、口乾、喜冷飲、苔黃膩。

方解　葦莖清肺熱以治膿痰；北杏、瓜蔞仁宣肺化痰、治咳；冬瓜仁、薏米、桃仁宣肺行瘀排膿，既清上，又澈下，且能行瘀，使邪有出路。諸藥合用，肺熱清，膿痰得去而咳少血止。若咯血多者加白及10克、茜草12克以涼血止血；口苦者加知母12克以清熱。

宜忌　忌食辛辣、刺激之品，素體陽虛者忌用。

五仁茶

火麻仁 20克　　　**柏子仁** 12克　　　**桃仁** 10克

郁李仁 12克　　　**北杏** 8克

　　頭煎清水3碗煎至1碗；二煎清水2碗煎至半碗。分2次於飯前服用。每日1劑。

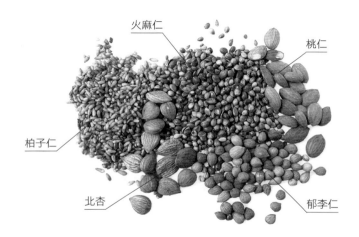

火麻仁

桃仁

柏子仁

北杏

郁李仁

功效　潤腸，通便。

適用　習慣性便秘、老年性便秘。

方解　本茶中五味中藥均含豐富的脂肪油，對大腸黏膜有不同程度的刺激作用，使分泌增多，蠕動加快，減少大腸對水分的吸收而致瀉，故能潤腸通便。便秘兼食滯者可加萊菔子20克煎服；老年虛性便秘去桃仁，加肉蓯蓉20克煎服；實熱性便秘可加大黃10克煎服；便秘挾咳者可加瓜蔞仁12克煎服。

宜忌　血虛、氣虛便秘者忌用。

90

丹黃消痹茶

金銀花 30克　　　白芍 30克　　　生地 20克

白花蛇舌草 20克　　川草 20克

丹參 15克　　　　鹿銜草 15克

　　頭煎清水4碗煎至1碗；二煎清水2碗煎至半碗。早晚分
服。每日1劑。

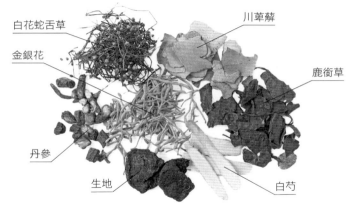

白花蛇舌草　　　　　　　　　　　川草薢
金銀花　　　　　　　　　　　　　　　　鹿銜草
丹參
生地　　　　　　　　　　　白芍

功效　清熱解毒，活血通痹。

適用　痛風引起的關節紅腫熱痛，痛如錐刺且拒按，或可見煩躁、發
熱、舌紅、苔黃膩。

方解　痛風多為濕邪熱毒膠著關節，濕火流注則關節紅腫熱，疼痛如
錐刺，且起病急，發展快，或可兼有煩躁、發熱等全身症狀，
治宜清熱解毒，痛痹止痛。本茶中金銀花、生地、白花蛇舌
草、鹿銜草清熱解毒，消炎止痛；丹參活血化瘀止痛；白芍緩
急止痛；川草薢祛濕利關節。諸藥配用，既可清熱利濕，又可
通絡止痛。

宜忌　寒濕型關節痛、脾虛畏寒者忌用。

91

三鮮清熱茶

鮮茅根 30克　　　　鮮崩大碗 30克　　　　鮮車前草 30克

冰糖 適量

清水5碗煎至2碗,代茶頻飲。每日1劑。

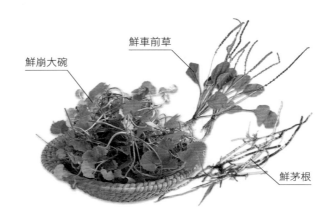

鮮車前草

鮮崩大碗

鮮茅根

功效 清熱,利水,通淋。

適用 泌尿系感染初起症輕者,症見尿頻、尿急、尿黃、尿少、排尿澀痛、舌紅。

方解 泌感初起多為濕熱穢濁之邪滯留膀胱所致,治宜利濕清熱。本茶中茅根上除肺胃伏熱,下泄膀胱濕熱,現代藥理研究認為茅根含豐富的鉀鹽,有顯著的利尿效果,且能抗炎,增強免疫力;崩大碗苦寒清熱、利濕通淋;車前草甘寒清熱、利水通淋。三藥合用既能清熱利濕,又能抑菌通淋。本茶藥味雖簡,然諸藥鮮用效果更為顯著,且味甘,口感好,有良藥而不苦口之實,易為患者所接受。此外,本茶也可去冰糖加豬小肚煲湯飲用。

宜忌 腎虛尿頻者忌用。

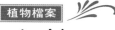

植物檔案

白茅

科　　屬：禾本科茅根屬

別　　稱：茅草、白茅草、茅根、甜草根、地管、茹根、藍根

形　　態：多年生草本。根狀莖白色，橫走於地下，密集，節部生有鱗片，先端尖，有甜味。稈叢生，直立，單葉互生，集於基部，葉片扁平，條形或條狀披針形。圓錐花序圓柱狀。花銀白色，分枝密集。穎果橢圓形。

使用部位：根

主要成分：澱粉、蔗糖、葡萄糖、果糖、木糖、檸檬酸、草酸、蘋果酸，以及甘露醇、薏苡素、蘆竹素、印白茅素等。

品質鑑別：根部入藥稱「茅根」，條粗、色白、味甜，產於華北者質優。

使用注意：脾胃虛寒，溲多不渴者忌服。

功效及應用：

①茅根甘涼清潤，可清熱利尿、潤肺生津，對於小便熱淋、胃熱嘔逆、肺熱咳嗽以及濕熱內蘊所致的黃疸、水腫有效。

②茅根粉具有明顯的涼血止血作用，主治吐血、衄血、尿血等各種出血症。茅根與梔子配伍水煎，於飯後和睡前溫服對鼻衄有良效。

③茅根煎劑以冰糖為藥引，每日溫服2次可防治感冒。

④茅根煎劑還具有抗菌、消炎的作用，可治療急慢性腎炎和病毒性肝炎。

經典論述：

　　主勞傷虛羸，補中益氣，除瘀血、血閉寒熱，利小便。——《本經》

　　下五淋，除客熱在腸胃，止渴，堅筋，婦人崩中。　——《名醫別錄》

　　白茅根，甘能除伏熱，利小便，故能止諸血、噦逆、喘急、消渴，治黃疸水腫，乃良物也。——《本草綱目》

　　白茅根，和上下之陽，清脾胃伏熱，生肺津以涼血，為熱血妄行上下諸失血之要藥。——《本草求原》

石榴皮茶

石榴皮 15克

　　洗淨切片，清水1碗煎至半碗，每日代茶飲用。

功效 澀腸，止血。

適用 細菌性痢疾、阿米尼痢疾，症見下痢時發時止、難癒、飲食減少、大便夾有黏液或見赤色。

方解 石榴皮性溫味酸，能澀腸、止血、驅蟲。

宜忌 大便秘結及瀉痢積滯未清者忌用。

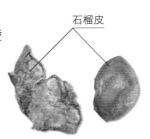

石榴皮

山楂烏梅茶

烏梅 15枚　　　　　**山楂** 30克　　　　　**冰糖** 適量

　　烏梅、山楂加清水10碗煮開，繼續熬半小時。加冰糖，放涼，過濾後置冰箱冷藏。每次約飲用半碗。

功效 清熱消暑，生津降脂。

適用 濕邪中阻。宿食停滯、飲食納呆，及防暑濕用。

方解 本茶中烏梅味酸澀，有清熱解毒及生津止渴作用；山楂性溫，可消食行氣降脂，兩者共用可消暑、生津、止渴。

宜忌 實邪者、胃酸過多者慎用。

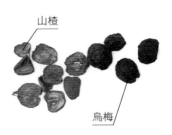

山楂

烏梅

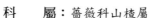

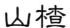植物檔案

山楂

科　　屬：薔薇科山楂屬

別　　稱：酸楂、鼠查子、山裡紅果、海紅

形　　態：落葉灌木。葉片三角狀卵形至棱狀卵形。複傘房花序，花白色。梨果深紅色，近球形。

使用部位：成熟果實

主要成分：多種維生素、酒石酸、檸檬酸、山楂酸、蘋果酸等，還含有黃銅類、內酯、糖類、蛋白質、脂肪和鈣、磷、鐵等礦物質。

品質鑒別：肉厚，種子少，皮鮮紅色，味酸甜，產於山東益都、河北承德者質優。

使用注意：脾胃虛弱者慎服。空腹慎食，亦不宜食之過量。孕婦、胃酸過多、消化性潰瘍和齲齒者忌服。服用滋補藥品期間忌服用。

功效及應用：

①山楂有「血管清潔劑」之稱，具有增強心肌收縮力，擴張冠狀血管和外周血管，減慢心率和降低血壓的作用，故在心血管系統疾病中應用較廣。

②山楂善助消化、消肉積，對肉食積滯、脘腹脹滿、小兒乳積、消化不良等具有良好效用。

③活血化瘀也是山楂的重要功能，可用於婦女產後瘀阻腹痛，血瘀痛經閉經，冠心病心絞痛等。

④此外山楂還具有抗菌、收縮子宮、降血脂等多種功效。

經典論述：

　　山楂，所謂健脾者，因其脾有食積，用此酸鹹之味，以為消磨，俾食行而痰消，氣破而泄化，謂之為健，止屬消導之健矣。——《本草求真》

　　化食積，行結氣，健胃寬膈，消血痞氣塊。——《日用本草》

　　消肉積滯，下氣；治吞酸，積塊。——《滇南本草》

木棉花祛濕茶

木棉花 12克　　燈芯花 10紮　　川草 10克

薏米 30克　　扁豆 30克　　蓮蓬 1～2個

冬瓜 500克

清水6碗煎至2碗，頻服。每日1劑。

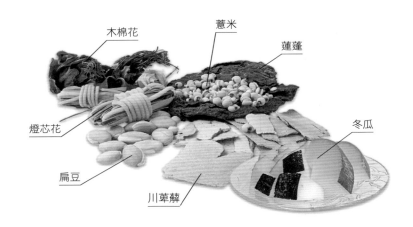

木棉花

薏米

蓮蓬

燈芯花

扁豆

川草薢

冬瓜

功效　清暑熱，利濕滯。

適用　中暑，也用於感冒輕症，症見胸悶、倦怠、口乾、納呆。

方解　暑天感受暑邪多見胸悶、倦怠、口乾、納食呆滯。治宜清暑利
濕。本茶中木棉花、川草薢清濕熱、利濕濁；蓮蓬消暑清熱；
燈芯花清瀉心火；薏米、扁豆消暑利濕。各藥合用，使濕邪得
祛，暑熱得清。民間常用的「祛濕粥」即用上茶加粳米煮成。

宜忌　素體陽虛、脾胃虛寒者忌用。孕婦慎用。

羅漢果南北杏茶

羅漢果 1個　　　　北杏 10克

龍利葉 15克　　　　南杏 10克

清水3碗煎至1碗，頻服。每日1劑。

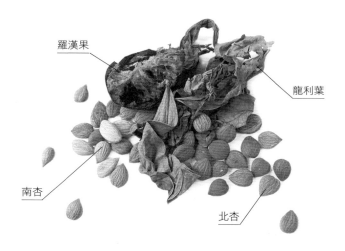

羅漢果

龍利葉

南杏

北杏

功效　宣肺，化痰，止咳。

適用　急、慢性支氣管炎，症見肺燥咳嗽，咽痛失聲。

方解　本茶中龍利葉味淡性平，煲湯、煎藥均無苦澀味，口感較好；
南、北杏同用，可增強宣肺、止咳、化痰之效；羅漢果能理痰
火、止咳嗽，對口乾舌燥、聲音嘶啞者尤為適用。諸藥合用，
共奏化痰、止咳、潤肺之功。本茶也可加豬瘦肉或豬肺、蜜棗
煲湯飲用，味道更佳。

　　宜忌　本茶中藥性較平和，急、慢性支氣管炎屬肺熱肺燥者皆
宜，但肺虛有寒者忌用。

97

丹赤田茶

| 丹參 30克 | 赤小豆 20克 | 白花蛇舌草 20克 |
| 蒲公英 20克 | 王不留行 10克 | 三七 10克 |

　　頭煎清水3碗煎至1碗；二煎清水2碗煎至半碗。早晚分服。每日1劑。

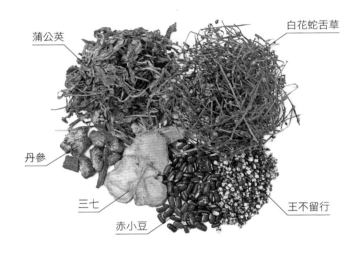

蒲公英　白花蛇舌草　丹參　三七　赤小豆　王不留行

功效　行瘀利尿。

適用　慢性前列腺炎，症見小便淋漓不盡、尿道口滴白、會陰部刺痛、痛引小腹或腰部，舌質紫、有瘀斑。

方解　本茶中丹參善入血分、能祛瘀生新、通血脈、化瘀滯；赤小豆利濕、解毒、消腫；白花蛇舌草、蒲公英清熱解毒；王不留行、三七能活血、行瘀、通滯。諸藥合用，使熱毒得清，瘀血得化，炎症得制。

宜忌　脾腎兩虛者不宜使用本茶。

植物檔案

蒲公英

科　　屬：菊科蒲公英屬

別　　稱：蒲公草、地丁、婆婆丁、黃花草、蒲公丁、尿床草

形　　態：多年生草本。葉根生，排成蓮座狀，狹倒披針形，大頭羽裂或羽裂。頭狀花序頂生，舌狀花鮮黃色。瘦果倒披針形，頂生白色冠毛。

使用部位：帶根全草

主要成分：蒲公英甾醇、膽鹼、菊糖和果膠等。

品質鑒別：全國各地均產，以葉多、色灰綠、根完整、無白花者質優。

使用注意：非實熱症禁服。陽虛外寒、脾胃虛弱者忌用。

功效及應用：

①清熱消炎、利尿散結是蒲公英的主要功效。以其入藥對急性乳腺炎、咽炎、感冒發燒、急性扁桃體炎、風濕性關節炎、十二指腸潰瘍、痤瘡、結石症等多種炎症均有療效。

②營養豐富、清涼美容。蒲公英含有有機酸、果糖、果膠、蛋白質、胡蘿蔔素、維C、鐵等多種營養物質，無論炒食還是涼拌均能達到較好的食療和美容效果。

③殺菌解毒。蒲公英對肺炎雙球菌、腦膜炎球菌、傷寒桿菌、痢疾桿菌等具有很強的殺滅作用，並可抑制結核桿菌。用新鮮蒲公英搗爛外敷，可治療瘡癤和蛇咬腫毒等。

經典論述：

補脾和胃，瀉火，通乳汁，治噎膈。　——《醫林纂要》

療一切毒蟲蛇傷。——《綱目拾遺》

治婦人乳癰腫，水煮汁飲及封之立消。解食毒，散滯氣，清熱毒，化食毒，消惡腫、結核、疔腫。——《本草綱目》

火炭母雞蛋花茶

火炭母 30克　　　　**雞蛋花** 10克　　　　**茵陳** 20克

　　頭煎清水3碗煎至1碗；二煎清水2碗煎至半碗。分2次溫服。每日1劑。

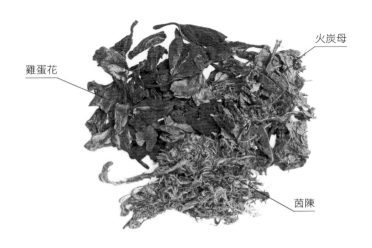

雞蛋花

火炭母

茵陳

功效　清熱利濕。

適用　急性胃腸炎屬濕熱內困者，症見胸悶口苦便溏不爽、大便裡急後重、舌紅、苔黃、脈濡數。

方解　本茶中火炭母味甘性寒，功能清熱利濕。現代藥理研究表明，它對痢疾桿菌和大腸桿菌均有抑制作用；雞蛋花清利濕滯；茵陳利濕清熱。各藥合用，使裡熱得清，濕熱可除，腸胃自安。瀉下次數多，伴裡急後重者可加白頭翁15克；便下膿血者可加馬齒莧15克。

宜忌　虛寒性胃炎及腸炎者不宜使用本茶。

火麻仁茶

火麻仁 25克　　　　　**白糖** 適量

火麻仁洗淨去殼，微炒香，加冷開水少許，放沙盆內研爛，再加冷開水1碗拌勻，去渣後加白糖少許調味飲用。

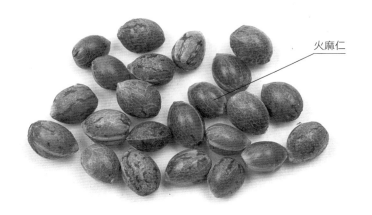

火麻仁

功效　清肺利咽，健胃止渴，潤肺滑腸。

適用　腸燥便秘、肺燥咽痛、脾虛渴飲。

方解　本茶性平，味甘、淡。火麻仁為桑科植物大麻的種子，性味甘平，入脾、肺、大腸經，滋陰潤燥，潤肺利咽，扶脾止渴。它所含的脂肪油對腸壁和糞便起潤滑作用，軟化大便，使之易於排出，作用緩和，無腸絞痛等副作用。

宜忌　有報導稱服用過量火麻仁（炒熟者）會有副作用，臨床症狀為噁心、嘔吐、腹瀉、四肢發麻、煩躁不安、昏睡等。但按本茶的劑量和用法是安全的，不必顧慮。

101

風熱銀蓮茶

金銀花 20克　　　蘆根 20克　　　連翹 15克

桔梗 12克　　　甘草 6克

清水3碗煎至1碗，飯後頓服。每日1劑。

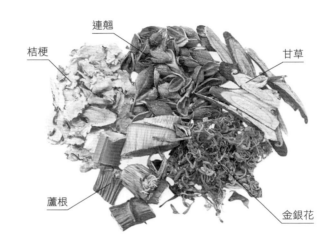

連翹
桔梗
甘草
蘆根
金銀花

功效　辛涼解表，清肺透濕。

適用　風熱外感之發熱、頭痛、出汗、鼻塞流濁涕、口乾而渴、咽喉紅腫疼痛、咳嗽、痰黃黏稠、苔薄黃、脈浮數。

方解　本茶中金銀花、連翹辛涼解表，透熱外出；桔梗、甘草宣肺祛痰、利咽散結；蘆根甘涼輕清，能清熱生津以止渴。如頭痛較甚者加桑葉12克、菊花15克以清利頭目；咳嗽痰多者加北杏12克、浙貝母15克、瓜蔞皮12克以止咳化痰；咽喉紅腫疼痛者加板藍根20克、馬勃10克、玄參15克以清熱解毒利咽。

宜忌　風寒感冒者忌用。孕婦慎用。

102

生首烏降脂茶

生何首烏 20克　　　地骨皮 10克　　　草決明 30克

　　頭煎清水3碗煎至1碗；二煎清水2碗煎至半碗。溫服。每日1劑。

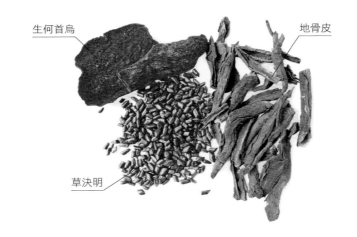

生何首烏　　地骨皮

草決明

功效 清熱消脂，通便排脂，降低膽固醇。

適用 膽固醇增高伴見心煩、盜汗、骨蒸潮熱、大便乾結、舌紅、脈弦數。

方解 本茶中何首烏生用有潤腸通便之效，所含的有效成分能與膽固醇結合，阻止脂類在血清中滯留，並加快脂類的排出，因而有較好的降脂排脂作用；地骨皮涼血除蒸、清肺降火，並能降低血清膽固醇；草決明疏風清肝、潤腸通便，所含的蒽醌類及其衍生物均可加快脂類的排泄。三藥合用，清熱消脂，通便排脂。

宜忌 本茶對膽固醇升高兼便秘者作用尤佳。脾虛泄瀉者忌用。

太子參麥冬茶

太子參 10克　　　沙參 15克　　　麥冬 15克

生地 15克

清水3碗煎至1碗。分早晚溫服。每日1劑。

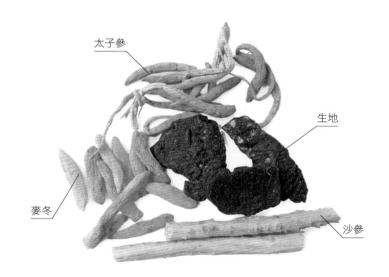

太子參

生地

麥冬

沙參

功效 清熱涼血，養陰生津。

適用 麻疹恢復期，症見低熱、咳嗽、唇紅、煩躁、夜睡不寧、尿黃、舌紅、指紋紫。

方解 本茶中太子參益氣、養陰生津；生地涼血、養陰生津，以清餘熱；沙參、麥冬養陰潤肺以增液。若咳甚者加天花粉6克、川貝母6克以清化熱痰；納食欠佳者加穀芽、麥芽各15克以開胃消食；大便乾結者加北杏6克以宣肺通便。

宜忌 脾胃虛弱者及便溏患兒慎用。

植物檔案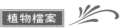

冬瓜

科　　屬：葫蘆科冬瓜屬

別　　稱：枕瓜、白瓜、白東瓜、水芝

形　　態：一年生蔓生草本。莖密被黃褐色毛。卷鬚常分2～3叉，葉片腎狀近圓形，邊緣有小鋸齒，兩面生有硬毛。花單生，黃色。果實長圓柱狀或近球形，大型，有毛和白粉；種子卵形，白色或淡黃色，壓扁狀。

使用部位：果皮、果肉、種子

主要成分：蛋白質、糖以及少量的鈣、磷、鐵等礦物質和維生素；種子還含有尿醇、腺鹼、組氨酸及葫蘆巴鹼等。

品質鑒別：老冬瓜、有白霜、瓜身重、瓜肉厚且堅實者為佳；果皮入藥稱「冬瓜皮」，以片薄、條長、色灰綠、有粉霜者為佳；「冬瓜子」白色、粒飽滿、無雜質，產於四川、浙江、江蘇、河南、河北、安徽等者質優。

使用注意：冬瓜適宜腎病、糖尿病、冠心病、高血壓、肥胖症患者食用。脾胃虛寒、久病寒虛、滑泄者慎服冬瓜。營養不良所致的虛腫忌服冬瓜皮。

功效及應用：

①冬瓜子和冬瓜皮煎劑具有利尿降脂的功效，可輔助治療脂肪肝。

②冬瓜皮利水、消腫功效強，水煎代茶飲用可治療孕婦水腫，煎水取汁外洗痔瘡可以消腫止痛。

③冬瓜肉味乾性平，可以潤肺化痰、清熱解暑。與冰糖一起蒸食對痰熱咳喘、哮喘有效。

④冬瓜肉含有大量蛋白質、維生素和礦物質，可排毒養顏，潤澤、美白肌膚。

經典論述：

　　　　主治心經蘊熱，小水淋痛，並鼻面酒渣如麻豆，疼痛，黃水出。——《本草述》

　　　補肝明目。——《本草從新》

冬瓜仁決明蜜

冬瓜仁 30克　　　　**草決明** 20克　　　　**蜂蜜** 適量

　　草決明、冬瓜仁搗碎，清水3碗煎至1碗，溫服或涼後加入蜂蜜，飯前服。每日1劑。

功效　清熱，潤腸，通便。

適用　便秘，症見身熱口乾、尿黃、脈滑數。

方解　本茶中草決明有潤腸通便之效；冬瓜仁清熱滑大腸；蜂蜜味甘性平，生用性涼，能清熱潤燥，熟用性溫，能補中。

宜忌　虛性便秘者忌用。

冬瓜仁　　　草決明

蜂蜜

冬瓜仁銀花蜜

冬瓜仁 30克　　　　**金銀花** 30克　　　　**蜂蜜** 適量

　　前二味清水3碗煎至1碗，待藥涼後加入蜂蜜，飯前服；亦可用清水4碗煎至2碗，代茶頻服。每日1劑，重症者可每日2劑。

功效　清熱，潤腸，通便。

適用　腸燥便秘，症見粉刺或癰瘡腫毒頻發，口氣臭穢、尿黃。

方解　本茶中金銀花清熱涼血解毒，清瀉腸腑實熱；冬瓜仁潤燥通便；蜂蜜清熱潤燥。

宜忌　虛性便秘者忌用。

金銀花　　　冬瓜仁

蜂蜜

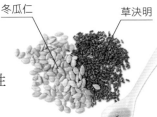

石岐外感茶

崗梅根　　　　　　鐵包金　　　　　　蒲桃

臭茉莉　　　　　　露兜簕

　　本茶為袋包裝涼茶，每次1包，加大米3克煎服；若為顆粒製劑，則以開水沖服，一次10～20g，一日3次。

功效　疏風清熱，解暑消食。

適用　外感引起的發熱頭痛、食滯飽脹、喉乾舌燥。

方解　本茶用材市面上較難覓得，宜購買廠家配製好
　　　　的成品。崗梅根清熱生津；鐵包金能去瘀、止
　　　　咳、除痰；蒲桃利水、消腫，治腹脹；臭茉莉祛
　　　　風活血，消腫降壓；露兜簕發汗解熱、利水化濕。

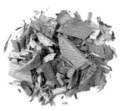

宜忌　忌煙、酒及辛辣、生冷、油膩食物。

薑茶

生薑 10克　　　　　　茶葉 10克　　　　　　玉米芯 30克

　　清水2碗煎至1碗，溫服。每日1～2劑。

功效　溫中健脾，化濕止痢。

適用　寒濕阻滯中焦，痢發初起伴有腹痛
　　　　者。

方解　本茶中生薑解表散寒、溫中止嘔、
　　　　化痰止咳；玉米芯健脾利濕。

宜忌　陰虛有熱者忌服，孕婦慎用。

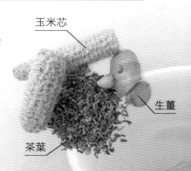

玉米芯

生薑

茶葉

止咳消暑茶

冬瓜皮 10克 　　　南杏 10克 　　　蜜棗 3枚

西瓜皮 10克 　　　北杏 10克

清水3碗煎至1碗，分2次溫服。每日1劑。

功效 清暑退熱，宣肺止咳。

適用 夏季持續發熱不退，兼見咳嗽者。

方解 本茶中冬瓜皮清暑利水；西瓜皮解暑
清熱；南杏、北杏宣肺止咳。本茶可
加豬瘦肉150克煲湯飲用。

宜忌 脾胃虛寒者忌用。

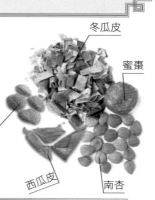

冬瓜皮

蜜棗

北杏

西瓜皮

南杏

板連預防茶

板藍根 15克 　　　連翹 10克

清水2碗煎至半碗。分2次服用。每日1劑，連服3天。

功效 清熱解毒。

適用 預防麻疹。

方解 本茶中板藍根功能清熱解毒，有抗
炎、抗病毒的作用；連翹除清熱解
毒外，還能增強人體的免疫功能。
兩者同用，共奏清熱解毒之效，用
於預防麻疹有一定的療效。

宜忌 脾胃虛弱者慎用。

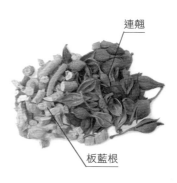

連翹

板藍根

百合麥冬茶

麥冬 20克　　　　　百合 30克　　　　　薏米 30克

清水3碗煎至1碗，溫服。可加兔肉或瘦肉煲成湯飲用。每日1劑。

功效 潤肺止咳，化痰。

適用 支氣管擴張，症見咯痰不爽、口乾者。

方解 本茶中麥冬養陰潤肺燥；百合潤肺化痰止咳；薏米滲濕利水，消癰排膿。三藥合用，潤肺止咳，化痰排膿。

宜忌 支氣管擴張、無熱症者忌用。

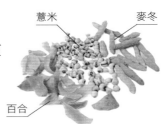

薏米　　麥冬　　百合

板藍根感冒茶

板藍根 30克　　　　大青葉 30克　　　　貫眾 30克

清水4碗煎至2碗，代茶飲用。每日1劑。

功效 清熱利咽，抗感冒。

適用 預防、治療感冒。

方解 本茶中大青葉、板藍根為同一植物菘藍的乾燥根莖和枝葉，功能清熱解毒，涼血利咽，對流感病毒有明顯的抑制作用；貫眾功能清熱解毒，可抗病毒、消炎。

宜忌 體虛無實熱者慎用。孕婦慎用。

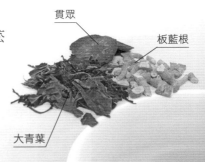

貫眾　　板藍根　　大青葉

109

石冬茶

石斛 12克 　　　天冬 20克 　　　麥冬 20克

茵陳 20克

　　頭煎清水3碗煎至1碗；二煎清水2碗煎至半碗。早晚飯後服。每日1劑。另用地骨皮30g、五倍子10g，清水2碗煎取大半碗，分2次漱口用。

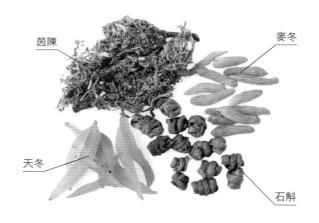

茵陳
麥冬
天冬
石斛

功效 育陰生津，清熱解毒。

適用 復發性口腔潰瘍屬陰虛者，症見口腔潰瘍點分散，數量少，潰瘍點周圍微紅腫或紅暈，疼痛較輕，反覆發作，伴虛煩少寐，手足心熱，舌紅，苔少。

方解 本茶中石斛、天冬、麥冬均能清熱育陰生津；茵陳氣清則透達鬱火，味苦則除濕清熱。心火重者加蓮心6克、淡竹葉10克以清泄心火；胃熱熾盛者加黃芩10克、石膏20克以清胃瀉火；腎陰虧虛，虛火重者加黃柏10克、知母12克以瀉相火。複用滋陰收斂之地骨皮、五倍子煎水漱口，內外兼治，以促使潰瘍面的癒合。

地車瀉火茶

薏米 30克   生地 20克   車前草 20克

澤瀉 12克   麥冬 12克   淡竹葉 10克

頭煎清水3碗煎至1碗，二煎清水2碗煎至半碗。早晚分2次分服。每日1劑。

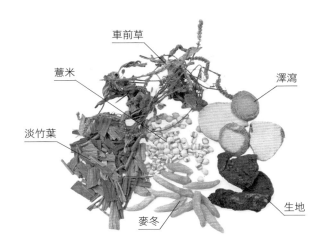

車前草

薏米

澤瀉

淡竹葉

麥冬

生地

功效 清心導赤。

適用 泌尿系感染屬心火亢盛者，症見尿頻、尿急、尿痛、煩躁、口乾或見潮熱、舌邊尖紅、苔少、脈數。

方解 本茶中生地、麥冬滋陰清心降火；淡竹葉清心降火；車前草利水通淋，導赤於下；澤瀉、薏米利尿通淋。諸藥合用，使心火得降，邪熱從下而解，而小便可復常。伴尿血者可加茅根20克、小薊12克以涼血利尿。

宜忌 胃寒者忌用。

地赤消紅茶

生地 30克　　　　赤芍 15克　　　　牡丹皮 15克

夏枯草 15克　　　紅花 10克

　　清水3碗煎至1碗，溫服。涼茶煎好後，揭開鍋蓋，乘熱薰蒸雙目。每日1劑。

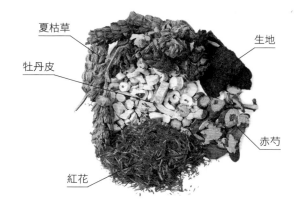

夏枯草
牡丹皮
生地
赤芍
紅花

功效　瀉火解毒，清熱明目。

適用　急性結膜炎，症見初起時眼內有異物感、灼熱感，結膜充血，眼眵增多，繼而結膜赤爛腫痛，眼眵膠黏滿布，甚或眼瞼浮腫，或伴有惡寒發熱，頭痛，鼻塞，舌紅苔黃。

方解　本茶所治之症乃因熱疫毒上犯於目所致，治宜瀉火解毒，清熱明目。生地、牡丹皮清熱涼血，消雙目之紅赤；夏枯草疏風明目，且能清熱解毒；紅花、赤芍活血通絡，諸藥合用，共奏宣肺祛風，清熱化瘀通絡之效。兼見外感者加荊芥12克、防風12克以疏風散表；口渴便秘者加黃芩12克、石膏20克以清熱瀉火；熱入肝經角膜赤爛腫痛者加柴胡10克、龍膽草12克以疏肝清熱；眼垢多者加山梔子1克、茵陳20克以瀉火除濕。

宜忌　胃寒者忌用。忌食辛辣燥熱之物。

利濕解酒茶

葛根 20克　　　　茵陳 20克　　　　澤瀉 12克

淡竹葉 10克　　　綠茶 (後下) 10克

　頭煎清水3碗，先煎煮其餘4味，待煎至1碗時，加入綠茶，繼續煎1～2分鐘即可。每日1劑。

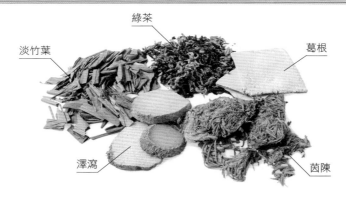

綠茶

淡竹葉

葛根

澤瀉

茵陳

功效 利濕濁，解酒毒。

適用 平素嗜酒積濕或暴飲宿醉者，症見頭痛，胸悶或嘔吐，舌紅，苔黃膩。

方解 本茶所治之症乃飲酒過度，酒濕留滯所致。治宜醒酒解毒，利濕化濁。葛根甘涼，清熱解酒毒；茵陳清肝利酒濕，提高肝臟的代謝能力以解酒毒，與澤瀉配伍以利瀉毒，對酒濕內困，酒毒傷肝者最為適宜；淡竹葉清心利水，對酒後煩悶，口乾口渴者尤宜，且能利尿滲濕，使酒濕熱毒從下而解；綠茶能興奮中樞神經，對抗和緩解酒精的抑制作用，減輕酒後的昏暈感，通過利尿作用，促使酒精迅速排出體外，從而起到醒酒作用。諸藥合用，既能醒酒，又能清解酒毒。若症狀較微者，可單取葛花5～10克以沸水沖泡飲用，同樣起到解酒作用。

宜忌 宜少飲酒，多喝綠茶。腎虛者慎用本茶。

113

百合桑杏茶

百合 20克　　　款冬花 15克　　　北杏 10克

桑白皮 12克　　　蜂蜜 適量

　　清水3碗煎至1碗，待溫後加入適量蜂蜜，分2次服。每日1劑。

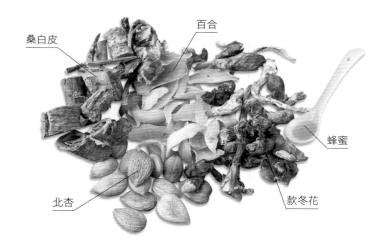

桑白皮　　　百合

蜂蜜

北杏　　　　款冬花

功效　宣肺，化痰，止咳。

適用　急性支氣管炎之咳嗽氣粗，咽乾喉癢，痰少或兼有發熱、頭痛等。

方解　本茶中款冬花止咳化痰，潤肺下氣；北杏宣肺止咳化痰；桑白皮甘寒，能瀉肺平喘；百合潤肺止咳。諸藥合用，共奏清熱潤肺，化痰止咳之功。

宜忌　急性支氣管炎屬肺虛、寒痰及脾虛便溏者忌用。

蒼桑養陰茶

| 桔梗 15克 | 蒼耳子 12克 | 桑葉 12克 |
| 路路通 10克 | 白芷 10克 | 黃芩 10克 |

　　頭煎清水3碗煎至1碗；二煎清水2碗煎至半碗。早晚分服。每日1劑。

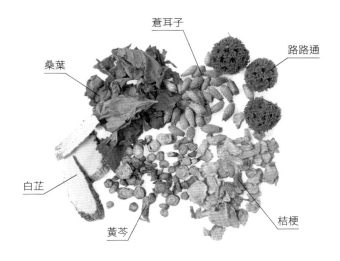

桑葉　蒼耳子　路路通　白芷　黃芩　桔梗

功效　養陰清肺。

適用　鼻竇炎屬肺熱陰傷者，症見鼻流濁涕，甚或膿血雜下、頭脹頭痛、口咽乾燥、咳嗽、舌紅。

方解　本茶中蒼耳子宣通鼻竅；桑葉疏風清熱；路路通宣竅通絡；白芷通竅排膿；黃芩清肺熱；桔梗使肺氣升宣，涕濁下降。諸藥合用，可養陰清熱，疏風通竅。

宜忌　脾胃氣虛所致的鼻竇炎者忌用。

竹葉石膏茶

生石膏（先下）30克	淡竹葉 6克	甘草 6克
板藍根 20克	麥冬 20克	黨參 15克
玄參 15克	半夏 10克	
荷梗 10克	粳米 10克	

清水3碗煎至1碗，先下生石膏約煎10分鐘後，再下其他藥材。每日1劑。分1～2次進服。

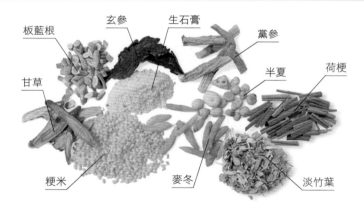

板藍根　玄參　生石膏　黨參　半夏　荷梗　甘草　粳米　麥冬　淡竹葉

功效 清熱祛暑，益氣生津，兼以和胃。

適用 暑濕感冒，症見身熱、微惡風寒、口渴、心煩、汗多但汗出熱不退、咽痛、倦怠乏力，或有骨節酸痛、頭昏或頭痛、小便短赤等。

方解 本茶的生石膏、淡竹葉能清熱瀉火、除煩止渴；板藍根清熱解毒、涼血利咽；荷梗解暑力強；而麥冬、玄參能滋陰潤肺，生津和涼血；黨參補中益氣、健脾益肺、生津止渴；半夏溫化寒痰、和胃健脾。

宜忌 陰虛、血虛發熱者忌服。

金銀花連翹消痘茶

金銀花 6克　　　連翹 6克　　　生地 10克

土茯苓 10克　　　薏米 10克　　　甘草 3克

清水2碗煎至半碗，分2次服。每日1劑。

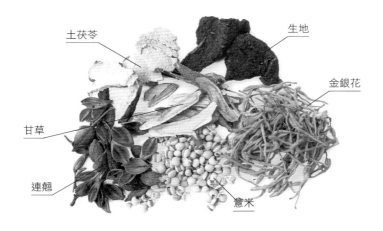

土茯苓　　　生地　　　金銀花　　　甘草　　　連翹　　　薏米

功效　涼血清熱，解毒祛濕。

適用　濕熱熾盛之水痘重症，症見燥熱煩渴、面赤口乾、痘疹稠密、疹色紫暗、泡漿混濁，或見牙齦腫痛、便乾尿黃、苔黃厚、指紋紫滯。

方解　本茶中金銀花、連翹清熱解毒；生地涼血解毒；土茯苓、薏米清熱利濕；甘草助各藥清解並調和諸藥。諸藥合用，共奏清熱解毒，利濕涼血之效。服藥後可用藥渣加蒲公英30克、黃柏30克、忍冬藤30克煎水去渣濾液，待溫後洗患處，以清熱、解毒、止癢，加速水痘結痂。需要注意的是，外洗藥液中不要加入未經煎沸的水，以防水痘感染。

宜忌　脾胃虛寒者忌用。

117

決明綠茶

山楂 15克　　　　**草決明** 10克　　　　**綠茶** 1~2克

冰糖 適量

　　將山楂、草決明（裝袋）加清水3碗煮開後文火煮15分鐘，再加入綠茶繼續煮10分鐘，去渣，溶入冰糖。

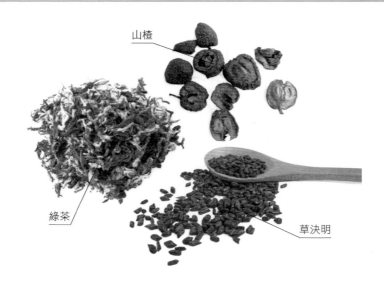

山楂

綠茶

草決明

功效　清肝消脂，潤腸通便。

適用　濕邪中阻。

方解　本茶的山楂味甘澀，性溫，可消食、行氣、消脂；草決明性微寒，味甘，有清熱、潤腸、通便作用；綠茶性寒，消脂。諸藥合用有助於增加脂肪代謝及消除過多水分。

宜忌　脾胃虛弱及無積滯者慎用。

118

枇杷款冬茶

枇杷葉 15克　　　**款冬花** 12克　　　**蜂蜜** 適量

　　枇杷葉和款冬花用蜂蜜（加少量水稀釋）充分浸潤，然後濾乾蜜汁，用文火炒至稍黏手為度。加清水3碗煎至1碗，頻服。

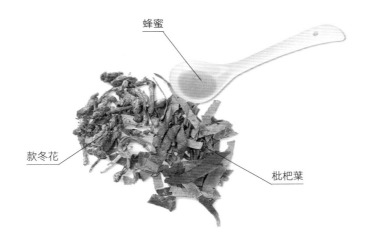

蜂蜜

款冬花

枇杷葉

功效　清燥潤肺，化痰止咳。

適用　急、慢性支氣管炎屬痰熱阻肺者，症見咳嗽、咯痰，甚或喘促、舌紅。

方解　本茶中枇杷葉味苦，性微寒，功能化痰止咳潤肺；款冬花功能潤肺下氣，止咳化痰，對新舊咳嗽、喘咳痰多者有效；蜂蜜潤燥緩急；枇杷葉、款冬花經蜜炙後，能增強止咳潤肺之功。三藥合用，共成清燥潤肺、化痰止咳之效。

宜忌　肺虛寒咳、體虛哮喘者忌用。

119

陰虛感冒茶

玉竹 15克   桔梗 12克   淡豆豉 10克

青蒿 10克   白薇 10克   甘草 6克

清水3碗煎至1碗，溫服。每日1劑。

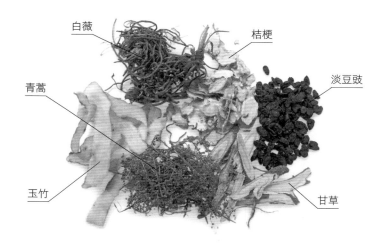

白薇　　桔梗

青蒿　　淡豆豉

玉竹　　甘草

功效　滋陰解表。

適用　陰虛感冒之頭痛身熱、微惡風寒、無汗或虛汗、頭暈心煩、口渴咽乾、手足心熱、乾咳少痰、舌紅。

方解　本茶中玉竹可滋陰生津，助汗源；淡豆豉、桔梗能發汗解表，以散外邪；青蒿、白薇清透虛熱而和陰；甘草甘潤和中，可助玉竹以增液。諸藥合用共奏滋陰清熱、發汗解表之功。如咳痰不爽，可加瓜蔞皮12克、牛蒡子10克以利咽化痰；心煩口渴甚者，加淡竹葉10克、天花粉12克以清熱除煩，生津止渴。

宜忌　風寒、陽虛感冒者忌用。

植物檔案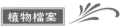

桔梗

科　　屬：桔梗科桔梗屬

別　　稱：包袱花、鈴鐺花、僧帽花、狗寶、白藥、土人參

形　　態：多年生草本。植物體內有乳汁，全株光滑無毛。根粗大、肉質，圓錐形或有分叉，外皮黃褐色。葉多為互生，少數對生，近無柄，葉片長卵形，邊緣有鋸齒。花單生於莖頂或數朵成疏生的總狀花序，藍紫色、藍白色、白色或粉紅色。蒴果卵形。

使用部位：根

主要成分：桔梗皂甙 A、C、D、D2，遠志酸型皂甙，以及植物甾醇、葡萄糖甙、氨基酸等。

品質鑑別：肥大、色白、體實、味苦，產於華東地區者質優。

使用注意：陰虛久咳、氣逆及咳血者忌服。

功效及應用：

①桔梗善於宣肺祛痰，利咽喉，能載藥上行引入肺經，對風寒、風熱咳嗽、痰阻氣滯、咳嗽胸悶均有療效。用桔梗60g水煎取汁，早晚分服，可治療急性咽喉炎。

②桔梗中的桔梗粗皂甙有消炎、抑制胃液分泌和抗消化性胃潰瘍的作用。

③桔梗粗皂甙能發揮抗菌作用。用桔梗30g煎汁，每日3次分服，可治療慢性細菌性痢疾。

④用桔梗研末以黃酒每日沖服15g（重症者可每日服2次），對急性腰扭傷有效。

⑤此外，桔梗還可鎮靜止痛、降血糖、降血壓。

經典論述：

　　主胸脅痛如刀刺，腹滿，腸鳴幽幽，驚恐悸氣。——《本經》

　　利五臟腸胃，補血氣，除寒熱、風痹，溫中消穀，療喉咽痛。——《名醫別錄》

　　治下痢，破血，去積氣，消積聚，痰涎，主肺熱氣促嗽逆，除腹中冷痛，主中惡及小兒驚癇。——《藥性論》

　　主口舌生瘡，赤目腫痛。——《本草綱目》

參麥養陰茶

| 浮小麥 15克 | 太子參 10克 | 白芍 10克 |
| 五味子 5克 | 燈芯花 5紮 | 蜜棗 3枚 |

清水3碗煎至1碗,分2次溫服。每日1劑。

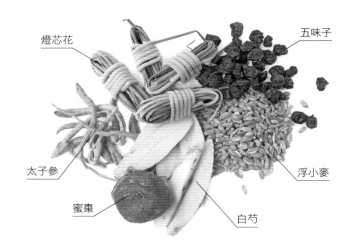

燈芯花　　　　　　　　　　　　　五味子

太子參

蜜棗

白芍

浮小麥

功效 養陰清熱,益氣止汗。

適用 熱病後傷陰,症見寐時汗出、醒時汗止,或伴午後潮熱、兩顴發紅、五心煩熱、體形消瘦、舌紅或絳。

方解 本茶中五味子、浮小麥止盜汗;太子參養陰益氣,固攝斂汗;燈芯花清心降火;白芍養陰斂汗;蜜棗甘潤。諸藥同用,使陰液得增而虛火降,虛熱得清而盜汗斂。盜汗甚者可加煆龍骨15克以止盜汗、斂虛火;煩躁者加孩兒草10克、酸棗仁6克以安神斂汗。

宜忌 陽虛自汗者忌用。

養陰止咳茶

沙參 20克 　　　百合 20克 　　　麥冬 15克

南杏 10克 　　　北杏 10克 　　　馬蹄 10個

加冰糖，清水5碗煎至2碗，頻服。每日1劑。

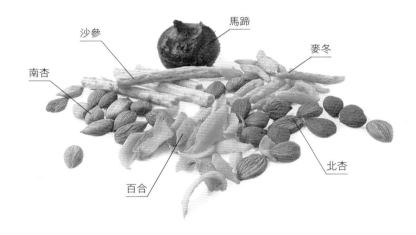

南杏　沙參　馬蹄　麥冬　北杏　百合

功效 養陰，清肺，止咳。

適用 肺結核，症見乾咳、口乾、潮熱。

方解 沙參、百合、麥冬均能滋陰生津以潤肺燥；南、北杏宣肺氣以止咳；馬蹄清熱生津以解煩渴，加冰糖煎服，增加潤肺養陰之效。此方也可去冰糖加兔肉煲成湯飲用。兔肉甘涼，能清熱除煩。

宜忌 脾胃虛寒者忌用。忌辛辣、煙酒之品。

垂盆草茶

垂盆草 10～30克（鮮品30～120克）

紅糖 適量

清水3碗煎至1碗，去渣加紅糖調味飲用。

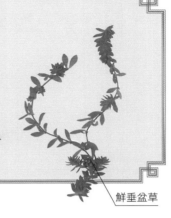

鮮垂盆草

功效 清熱利濕，解毒。

適用 急、慢性肝炎，伴轉氨酶升高者，症見黃疸較輕、脅脹、心煩、舌紅。

方解 本茶中垂盆草甘涼，功能清熱利濕，解毒。垂盆草用於降轉氨酶時可與五味子同用，方法是將北五味子90克烘乾研末，每次服3克（兒童1～2克），每日3次，30天為一療程。五味子也是降酶之有效藥物，兩者同用功效倍增。

宜忌 胃寒者忌用。

消積茶

雞骨草 15克　　**獨腳金** 10克

清水1碗半煎至大半碗飲用。

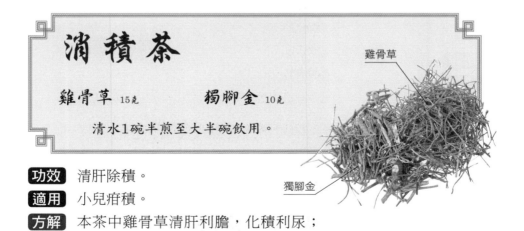

雞骨草

獨腳金

功效 清肝除積。

適用 小兒疳積。

方解 本茶中雞骨草清肝利膽，化積利尿；獨腳金平肝清熱，消積。本茶如加鮮豬肝50克同煎，更兼有補養肝血之效。

降火通淋茶

山萸肉 10克　　　金錢草 20克　　　澤瀉 15克

生地 20克　　　牡丹皮 10克　　　知母 10克

黃柏 10克　　　三七 10克

頭煎清水3碗煎至1碗；二煎清水2碗煎至半碗。早晚分服。每日1劑。

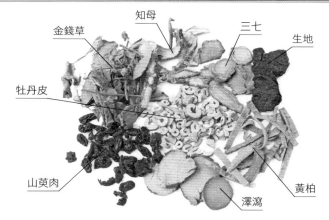

知母　　三七　　生地　　金錢草　　牡丹皮　　山萸肉　　澤瀉　　黃柏

功效　滋陰降火。

適用　陰虛火旺之前列腺增生，症見小便淋漓不暢、腰酸耳鳴、手足心熱、顴赤口渴、舌質紅、苔少。

方解　腎陰不足則無以化，故小便頻數不爽，屢禁不絕，並伴有腰膝酸軟；陰虛火旺則咽乾心煩，尿黃灼熱。治宜滋陰降火。本茶中山萸肉、生地滋陰補腎；澤瀉、牡丹皮降濁瀉火；金錢草利尿通淋；知母、黃柏清熱堅陰；三七能穿透前列腺包膜以化瘀軟堅，控制增生。諸藥合用，清而不伐，寓清於補，使陰得養而陽化氣，小便自通。

宜忌　脾腎陽虛者忌用。忌辛辣、酒類。

125

金地龍茶

金銀花 20克　　龍膽草 15克　　土茯苓 30克

車前草 15克　　魚腥草 20克　　生地 30克

黃柏 10克

　　頭煎清水3碗煎至1碗；二煎清水2碗煎至半碗。早晚分服。每日1劑。

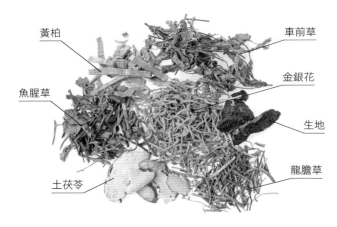

黃柏　　車前草

魚腥草　　金銀花

生地

土茯苓　　龍膽草

功效　清熱解毒，利濕通淋。

適用　急性前列腺炎，症見尿頻、尿痛，或有發熱，或伴會陰疼痛不適，舌紅，苔黃。

方解　濕熱下注，膀胱為濕熱所犯，氣化不利則尿頻、尿痛，熱盛毒熾則發熱；肝經繞陰器，肝經有熱則會陰部疼痛。治宜清熱解毒，化濕。本茶中金銀花清熱解毒；生地、黃柏清熱涼血瀉火；土茯苓、龍膽草、魚腥草清熱毒，祛瘀滯；車前草利濕導熱下行。諸藥合用，使濕毒得清，敗瘀得去，諸症悉除。

宜忌　忌食辛辣、燥熱之品，體虛者忌用。

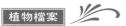

植物檔案

車前

科　　屬：車前科車前屬

別　　稱：蛤螞草、錢貫草、車輪菜

形　　態：多年生草本。全體光滑或稍有短
毛。根出葉外展，全緣或有波狀
淺齒。花莖較葉片短或超出，穗狀花序排列不緊密，花綠白
色。蒴果橢圓形，果內有種子6～8粒，細小，黑色。

使用部位：乾燥或新鮮莖葉、乾燥成熟種子

主要成分：種子含脂肪油、車前子鹼、車前烯醇酸、膽鹼脂肪酸等，維
生素A和維生素B1含量也很豐富。莖葉含β-谷甾醇、熊果
酸、琥珀酸、檸檬酸、膽鹼、胡蘿蔔苷、桃葉珊瑚苷等。

品質鑒別：成熟種子入藥稱「車前子」，粒大、色黑、籽料飽滿者佳，新
鮮或乾燥莖葉入藥稱「車前草」，產於江西、河南者質優。

使用注意：腎虛精滑、無濕熱者慎用。

功效及應用：

①新鮮或乾燥車前草煎劑對口瘡、痛風、高血壓、百日咳、肺熱咳嗽、
腮腺炎、青光眼等多種疾病均有良效。

②新鮮車前草榨汁服用可治療隱匿性腎炎。

③嫩莖葉可作蔬菜食用，汆燙後炒食、煮湯，可清熱、明目。

④車前子炒焦研末口服，可治療孩童消化不良所致的腹瀉。

⑤車前子研末、開水送服，或對妊娠期胎位不正有改善作用。

經典論述：

　　行肝疏腎，暢鬱和陽，同補腎藥用，令強陰有子；同和肝藥用，治
目赤目昏；同清熱藥用，止痢疾火鬱；同舒筋藥用，能利濕行氣，健運
足膝，有速應之驗也。——《本草匯言》

　　車前子專通氣化，引水道，疏利膀胱濕熱。——《本經逢源》

　　主金瘡，止血，衄鼻，瘀血，血瘕，下血，小便赤。止煩，下氣，
除小蟲。——《名醫別錄》

養肺清咽茶

太子參 15克　　　麥冬 15克　　　菊花 15克

綠茶 10克

　　先用清水3碗煎煮太子參、麥冬，取汁2碗，趁熱沖泡菊花、綠茶，代茶頻飲。每日1～2劑。

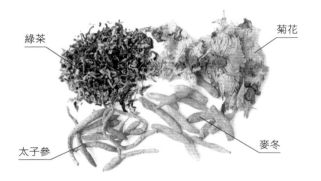

綠茶　　　菊花　　　太子參　　　麥冬

功效　清煙毒，護肺陰。

適用　吸煙所致的咳嗽咽乾，口苦，以至口有煙穢臭味，乾咳，口渴，舌紅。

方解　香煙中的尼古丁及其他有害物質進入體內，首先侵犯肺臟，日久則至煩躁傷陰。故治宜清肺養肺為主，並解煙毒。本茶中太子參益氣養陰，與麥冬合用，為養肺之本；菊花清肝宣肺，可緩解尼古丁引起的血管收縮性頭痛、頭脹，也可清肅肺部因吸入煙毒而引起的咳嗽；綠茶中所含的豐富維生素C，能抑制煙中致癌物質的形成，同時茶中的酚類物質，能使煙葉中的尼古丁沉澱，並排出體外。諸藥合用，護肺益氣、養陰扶正的同時，又能降解和排泄煙毒，實為嗜煙者宜常飲之涼茶妙方，也是吸二手煙者護體祛毒的良藥。

宜忌　脾虛胃寒者忌用。宜減少煙量，少食辛辣、煎炸食物。

128

養陰清熱消痘茶

生地 30克　　　　白花蛇舌草 30克　　鹿銜草 30克

玄參 15克　　　　地骨皮 15克　　　　麥冬 12克

頭煎清水3碗煎至1碗，二煎清水2碗煎至半碗。早晚溫服。每日1劑。

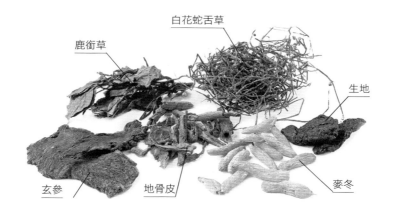

白花蛇舌草

鹿銜草

生地

玄參　　　地骨皮　　　　　麥冬

功效　養陰清熱。

適用　痤瘡屬陰虛火旺者，症見皮損以丘疹為主，輕微紅腫及疼痛，可伴有心煩熱、舌質紅、少苔。

方解　本茶所治之症乃陰虛內熱，復因肺經血熱上擾顏面而致，治宜養陰清熱。生地、玄參、麥冬滋陰清熱，以治其本；地骨皮清肺，退虛熱；白花蛇舌草、蒲公英、鹿銜草利濕解毒，清熱消癰，以治其標。諸藥合用，使陰津得滋，虛火得降，肺熱得清，痤瘡自消。

宜忌　陽虛、脾胃虛寒者忌用。

保健開胃茶

麥芽 15克   太子參 10克   淮山 10克

燈芯花 5紮   蜜棗 3枚

清水3碗煎至1碗，分2次溫服。每日1劑。

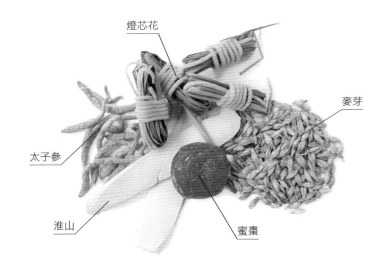

燈芯花

麥芽

太子參

淮山

蜜棗

功效 養陰健脾。

適用 平時胃口不開，納食欠佳。也可作幼兒日常開胃消滯之保健涼茶。

方解 太子參甘平益氣生津，淮山滋養脾陰；麥芽化食消積；燈芯花清心除煩。本茶也可加雞內金1個、瘦豬肉100克煲成湯飲用。

宜忌 脾胃氣虛厭食者忌用。

鉤藤菊花茶

鉤藤 25克　　　　菊花 20克

清水3碗浸泡20分鐘，文火煎沸後5分鐘即可，代茶頻服。每日1劑。

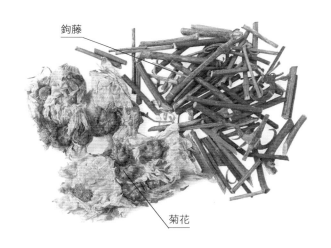

鉤藤

菊花

功效　清肝降壓。

適用　高血壓，症見頭痛目眩、口乾心煩、舌紅。

方解　本茶中鉤藤能清肝熱、平肝陽而降血壓，對肝風內動、肝火上炎之眩暈有較佳的療效；菊花質輕氣薄，可上升清竅而平息肝火。兩藥合用，一升一降，使肝火得清、血壓得降。

宜忌　脾胃虛寒及陽虛高血壓者忌用。

養陰消雪茶

知母 6克　　　麥冬 6克　　　牡丹皮 6克

玄參 6克　　　甘草 2克

清水2碗煎至半碗，分2～3次溫服。每日1劑。

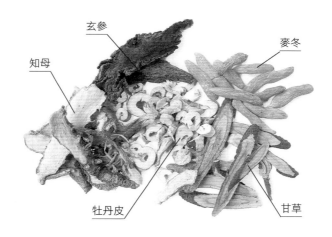

玄參

麥冬

知母

牡丹皮

甘草

功效 滋陰降火。

適用 鵝口瘡屬虛火上浮者，症見白屑散見、周圍紅昏色淡、神疲、
納呆、五心煩熱或低熱盜汗、舌紅少苔。

方解 本茶中知母養陰清熱瀉火；麥冬、牡丹皮滋陰降火；玄參滋陰
清熱；甘草調和諸藥。諸藥合用，使陰液增，浮火下歸而陰陽
平調，病可自癒。若見五心煩熱者加白薇3克、胡黃連3克以清
虛熱，降虛火；口中腐臭者加竹茹、佩蘭各3克以瀉濕濁。

宜忌 脾胃虛寒者慎用。

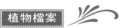

牡丹

科　　屬：毛茛科芍藥屬

別　　稱：木芍藥、洛陽花、鹿韭、鼠姑、百兩金、花王

形　　態：多年生落葉小灌木。枝短而粗壯。葉互生，通常為2回3出複葉，小葉卵形或廣卵形，上面深綠色，下面略帶白色。花單生於枝端，大型，多為重瓣花，花瓣玫瑰色、紅色、紫色、白色均有。菁葖聚生果卵圓形，被褐色短毛。

使用部位：根皮

主要成分：牡丹酚、牡丹酚甙、牡丹酚原甙、芍藥甙、羥基芍藥甙、苯甲醯芍藥甙及苯甲醯羥基芍藥甙、揮發油，以及苯甲酸、植物甾醇、蔗糖、葡萄糖、阿拉伯糖等。

品質鑒別：根皮入藥稱「牡丹皮」，條粗、肉厚、斷面色白、粉性足、香氣濃，產於安徽、河南、河北者質優。

使用注意：血虛有寒者及孕婦、月經過多者不宜。

功效及應用：

①牡丹皮清熱涼血，活血祛瘀，主治血分熱症，對吐血、衄血、熱入營血、跌打損傷、婦女血瘀、閉經等均有療效。

②牡丹皮中的丹皮酚和去丹皮酚具有降壓作用，用牡丹皮30～45g煎汁，每日分3次服用，可治療高血壓。

③丹皮乙醇提取物可增加冠脈流量並降低心肌耗氧量。

④牡丹皮煎劑能消炎抗菌，可用於治療過敏性鼻炎。

經典論述：

　　主寒熱，中風瘛瘲、痙、驚癇邪氣，除症堅瘀血留捨腸胃，安五臟，療癰瘡。——《神農本草經》

　　除時氣頭痛，客熱五勞，勞氣頭腰痛，風噤，癲疾。——《名醫別錄》

　　治冷氣，散諸痛，治女子經脈不通，血瀝腰疼。——《藥性論》

　　和血，生血，涼血。治血中伏火，除煩熱。——《本草綱目》

宣肺利咽茶

蘆根 20克　　　桔梗 15克　　　蟬蛻 10克

紫蘇葉 10克　　甘草 10克

清水5碗煎至2碗，代茶頻飲。每日1劑。

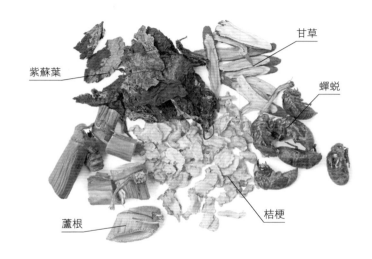

紫蘇葉　　　　　　　　　　　　　　　甘草

　　　　　　　　　　　　　　　　　蟬蛻

蘆根　　　　　　　　　　　　　　桔梗

功效　宣肺清熱，利咽開聲。

適用　聲嘶或失聲，症見咽喉不適、乾癢而咳、聲音嘶啞，甚或失音、咽部灼熱、舌紅、脈浮數。

方解　肺不清則音不鳴，肺主宣發，肺氣失宣則聲音嘶啞。本茶中蟬蛻、紫蘇葉宣通肺氣，開音復聲；桔梗、蘆根清利咽喉；甘草利咽解毒調和諸藥。各藥合用，宣肺氣、清肺熱、養肺陰而音自復。

宜忌　忌食辛辣、燥熱、酒煙類等刺激之物。

祛濕減肥茶

茯苓 20克　　　薏米 20克　　　荷葉 12克

白朮 12克　　　陳皮 10克

頭煎清水3碗煎至1碗；二煎清水2碗煎至1碗。分2次溫服。亦可將上述諸味共研細末，每次取3g，每日2次，沸水沖泡後代茶飲用。每日1劑。

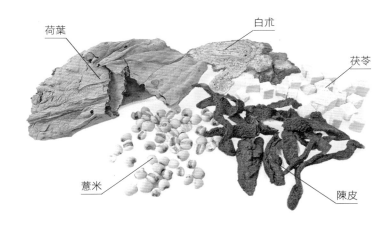

荷葉　　　白朮　　　茯苓

薏米　　　陳皮

功效　理氣，行水，減肥。

適用　肥胖症以濕重為主者，症見體胖臃腫、脘腹脹滿、納呆、氣短乏力。

方解　本茶中荷葉能減肥輕身；茯苓、白朮能健脾、利水、滲濕；薏米能除濕利水以輕身；陳皮能理氣消滯、助消化、減少脂肪在體內的堆積，且有排痰利濕之功。諸藥合用，使滯氣行、濕濁清而身自輕。

宜忌　陽虛肥胖者忌用。

祛濕消滯茶

麥芽 15克　　　　火炭母 10克　　　　山楂 6克

布渣葉 6克　　　　甘草 3克

清水3碗煎至1碗，分2～3次溫服。每日1劑。

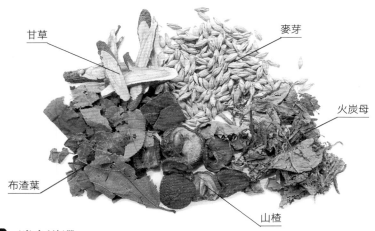

甘草　　麥芽　　火炭母

布渣葉　　山楂

功效　消食導滯。

適用　食積停滯之小兒泄瀉，症見糞便稀溏、挾有食物殘渣和乳塊、臭如敗卵、噯氣納呆、腸鳴腹痛、瀉後痛感、脘腹脹滿，常見突然哭叫，或睡中驚啼、舌苔白膩或垢膩、指紋紫滯。

方解　小兒腸胃嬌嫩，易為乳食所傷。食積於內故見腹脹滿痛、乳食相挾、清濁不分，並走大腸故見腹瀉夾食物殘渣、乳塊。治宜消食導滯。本茶中火炭母清熱、利濕、止瀉；山楂消食健胃，主消肉食積滯；麥芽消面食積滯；布渣葉消滯開胃；甘草調和諸藥。各藥合用，使食積得消、腹瀉得止。若納呆兼見外感者加神麴6克；伴嘔吐者加紫蘇葉5克、藿香6克以芳香化濁、和胃止嘔。

宜忌　脾腎陽虛泄瀉者忌用。

136

神麴山楂茶

麥芽 30克　　　神麴 15克　　　山楂 15克

連翹 12克　　　布渣葉 10克　　　竹茹 10克

煎清水3碗煎至1碗；二煎清水2碗煎至半碗。分2次溫服。每日1劑。

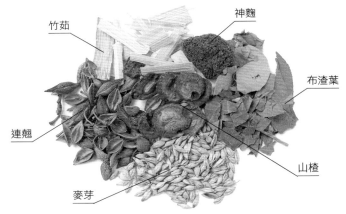

竹茹　神麴　布渣葉　連翹　山楂　麥芽

功效 清熱，消食，導滯。

適用 急性胃腸炎，症見腹脹滿疼痛、噯腐吞酸，或吐出宿食、納呆，或腹痛欲瀉。

方解 本茶中神麴能消食和胃，《藥性論》謂其能「化水穀宿食，癥結積滯，健脾暖胃」；山楂甘酸，對肉食積滯有療效，據現代藥理研究發現，服用山楂後能增加胃中酶類，促進消化，其所含的脂肪酸能促進食積的消化，且對痢疾桿菌有較強的抑制作用。布渣葉清熱、消食、導滯，《本草求原》謂之：「結一切蠱脹藥毒，清熱，消積食黃疸。」麥芽健胃消食，能幫助澱粉性食物的消化；連翹清熱瀉火；竹茹清熱和胃、降逆止嘔。諸藥合用，共奏清熱、消食、導滯之效。

宜忌 腹瀉、下痢屬寒濕，或脾胃虛寒者忌用。

茵陳丹田茶

茵陳 30克　　　　丹參 30克　　　　田基黃 20克

紅糖 適量

　　清水5碗煎至2碗，加入紅糖煮至溶化即可。每日1劑。成人每次服1碗，每日2次，兒童用量減半。

功效　行瘀利濕。

適用　急性黃疸型肝炎，症見身目俱黃、尿黃者。

方解　中醫認為黃疸是因濕熱鬱蒸，濕熱瘀阻與血脈，損及肝膽，迫膽汁外溢，浸漬於肌膚所致。治宜清熱利濕，行瘀退黃。本茶中丹參性微寒，味苦，活血行瘀、通經護肝，現代藥理研究發現，它能降低轉氨酶，抑制肝細胞脂質過氧化反應，有抗肝損害的作用，可抑制或減輕肝細胞變性壞死及炎症反應，此外還能改善肝血流量，有利於肝損傷的修復，抑制肝內增生，防止肝硬化的發生和發展。田基黃味甘，性苦寒，消炎解毒；茵陳味苦、辛，性微寒，可清濕熱，退黃疸，煎劑入藥可使血清轉氨酶活性顯著下降。三藥合用，共奏清濕熱、行瘀滯、退黃疸之功。加紅糖煎煮能增加清解護肝之力。

田基黃

茵陳

丹參

宜忌　體虛無熱症之急性黃疸型肝炎忌用。孕婦慎用。忌燥熱、煙酒等刺激性食物。

138

草決明降脂通脈茶

何首烏 30克　　　草決明 30克　　　薏米 30克

茵陳 20克　　　　丹參 20克　　　　山楂 18克

澤瀉 15克　　　　鬱金 12克

　　頭煎清水3碗煎至1碗；二煎清水2碗煎至1碗。胃腸功能佳者飯前溫服，胃腸功能差者飯後溫服。每日1劑。

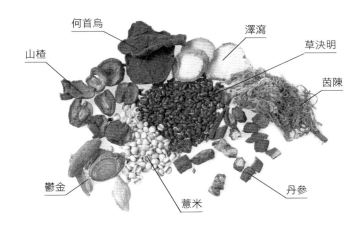

何首烏　澤瀉
山楂　　　　　　草決明
　　　　　　　　茵陳
鬱金　　　　　　丹參
　　薏米

功效　滋陰降火，瀉肝通脈。

適用　高脂血症，或無明顯臨床症狀而僅見檢查血脂增高者。

方解　何首烏潤腸通便且有降脂排脂作用；配澤瀉、茵陳清利下焦濕熱；草決明潤腸通便，導滯、瀉濁、排脂；薏米、山楂健脾滲濕，消食導滯、消脂；丹參行瘀通脈；鬱金疏肝而行鬱氣。因而補而不滯、行而不散，標本兼顧、補瀉並施，共奏滋陰降火、行滯通脈、降濁消脂之效。

宜忌　脾腎虛寒者忌用。

草荷清濕茶

忍冬藤 15克	草決明 15克	茯苓 15克
薏米 25克	荷葉 10克	玉米鬚 10克
澤瀉 10克	菊花 12克	

頭煎清水4碗煎至1碗；二煎清水2碗煎至半碗。分2次溫服。每日1劑。

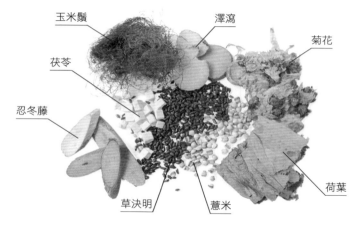

玉米鬚　澤瀉　菊花　茯苓　忍冬藤　草決明　薏米　荷葉

功效 清熱，利濕，降脂。

適用 血脂增高，症見腹部痞滿、納呆嘔惡、肌膚或眼瞼有黃色斑或結節、尿黃、舌苔黃膩。

方解 本茶中草決明功能清熱明目，潤腸通便；荷葉、薏米、玉米鬚清熱利水以滲濕；茯苓健脾利濕以扶正；菊花清熱疏肝；忍冬藤清熱瀉火，通經絡。諸藥合用，共奏清熱、利濕、降脂的作用。如兼見大便乾結者可加厚朴10克、大黃10克（後下）；如伴痰多、痰黃者加竹茹、半夏各10克。

宜忌 忌食肥滯之品，飲食以清淡為主。脾腎陽虛、胃寒者忌用。

香薷厚朴茶

香薷 6克　　　　厚朴 6克　　　　鮮蘆根 19克

白扁豆 15克　　　青蒿 15克　　　金銀花 12克

連翹 10克　　　　藿香 10克　　　半夏 10克

陳皮 10克　　　　白蔻仁 10克

清水3碗煎至1碗。每日1劑，分1～2次進服。

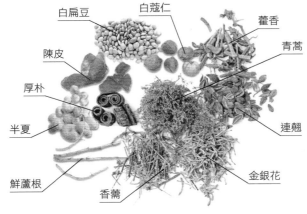

白扁豆　白蔻仁　藿香　青蒿
陳皮
厚朴
半夏
連翹
鮮蘆根
香薷
金銀花

功效 祛濕解表。

適用 暑濕感冒，症見身熱不揚、微惡風寒、汗少、頭重身睏、脘痞納呆、噁心，或見口黏膩或口乾不欲飲、心煩、小便短赤、大便泄瀉、苔薄而黃膩。

方解 本茶的青蒿、香薷、藿香、白扁豆能解暑發汗、和中利濕；厚朴、陳皮理氣，並破積散滿和燥濕化痰；半夏溫化寒痰、和胃健脾；金銀花、連翹、鮮蘆根清熱解毒和瀉火生津；白蔻仁行氣化濕、和中止嘔。

宜忌 汗多表虛者忌用。

141

健胃茶

茯苓 10克   布渣葉 10克

蜜棗 (去核) 3枚   竹茹 5克

布渣葉

竹茹

蜜棗

茯苓

清水2碗煎至1碗，分2次溫服。每日1劑。

功效 健胃止嘔。

適用 厭食症，症見厭食或拒食、噁心、嘔吐或腹痛、便溏、口乾喜
飲、夜寐不安、體重減輕、面色無華。

方解 厭食症多因脾失運健。脾胃功能失調，故見厭食、嘔吐、便溏
等，治宜調脾胃、止嘔。本茶中茯苓健脾、滲濕、止瀉；竹茹
清熱除煩、和胃止嘔；布渣葉消食導滯。諸藥合用，共奏和胃
健脾之功。

宜忌 脾胃虛寒、氣虛者忌用。

涼粉草葛根茶

涼粉草 60克   鮮葛根 120克

清水6碗煎至1碗飲用。

涼粉草

鮮葛根

功效 清涼解毒，除煩止渴。

適用 小兒痰火咳、感冒發熱、咽乾咽痛、暑天煩渴。

方解 涼粉草味甘、淡，性寒，可清熱瀉火，利尿消暑；葛根味甘、
辛，性平，可生津止渴。

宜忌 本茶性涼，女性妊娠、月經期間及前後忌服。若孩童飲用此
茶，可加白糖適量調味。

夏桑菊

夏枯草 20克　　桑葉 15克　　菊花 15克

清水3碗煎至1碗，溫服，每日1～2劑。亦或購買沖劑，每次沖服1～2包，每日3次。

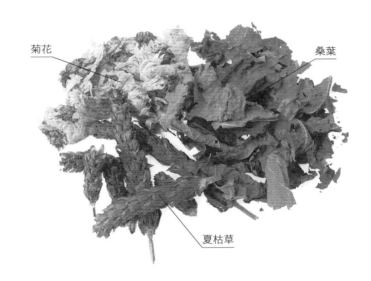

菊花　　　桑葉　　　夏枯草

功效 清肝明目，疏風散熱，解瘡毒。

適用 風熱感冒，症見目赤頭痛、頭暈、耳鳴、口苦、咽喉腫痛、咳嗽、高血壓、癰瘡腫毒等症。也可用作日常清涼飲料。

方解 夏枯草能散鬱結，清肝熱；桑葉、菊花能疏散風熱，平肝陽。咽痛甚者加玄參15克、生地15克；頭痛者加蔓荊子12克；目赤明顯的加木賊10克；咳嗽者加桔梗12克、北杏12克；血壓高者加鉤藤25克（後下）。用於肝陽上亢的高血壓見頭痛。

宜忌 風寒感冒、體虛、高血壓者忌用。

夏菊苦丁茶

夏枯草 30克　　　野菊花 15克　　　苦丁茶 10克

清水4碗煎至2碗，早晚分服。每日1劑。

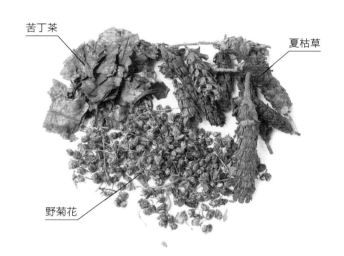

苦丁茶

夏枯草

野菊花

功效 清肝熱，降血壓。

適用 高血壓，症見肝陽上亢之頭暈、頭痛、面紅目赤、煩躁易怒、口苦口乾、便秘尿赤。

方解 肝陽上亢是導致血壓升高的原因，治宜平肝潛陽為原則。本茶中夏枯草為苦寒之品，歸肝、膽經，功能清肝明目、瀉火，現代藥理研究表明，夏枯草有較顯著降壓作用，對腎性高血壓作用尤為明顯；野菊花、苦丁茶均能清熱解毒，清肝明目，配夏枯草共成平肝潛陽之方。

宜忌 高血壓無濕熱症及胃寒者忌用。

柴胡桔梗水痘茶

茯苓 10克	柴胡 6克	淡竹葉 6克
桔梗 5克	甘草 3克	燈芯花 3紮

清水2碗煎至半碗，分2次服。每日1劑，連服2～3天。

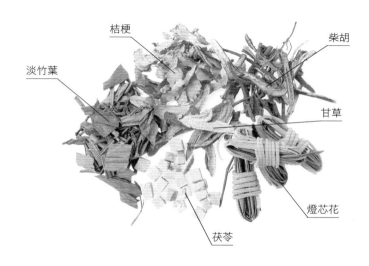

桔梗
柴胡
淡竹葉
甘草
燈芯花
茯苓

功效 疏風清熱，解毒祛濕。

適用 水痘，症見低熱、煩躁、痘症初起、泡漿尚清、唇紅、舌紅、指紋紫。

方解 風熱毒邪，犯於肺衛，與濕相搏，濕熱薰蒸發於肌膚而為水痘，治宜疏風清熱、解毒、利濕為主。本茶中柴胡、桔梗能疏風清熱、宣肺；茯苓、淡竹葉利水滲濕；燈芯花瀉火解毒；甘草解毒而和諸藥。有痰者可加天花粉6克；食積者加山楂6克、麥芽15克；心火盛者加麥冬6克。

宜忌 忌食各類「發」物。

今日涼茶

柴芩茵陳茶

茵陳 20克　　　　土茯苓 20克　　　　柴胡 10克

黃芩 10克　　　　草河車 10克　　　　鳳尾草 12克

頭煎清水3碗煎至1碗；二煎清水2碗煎至半碗。分2次溫服。每日1劑。

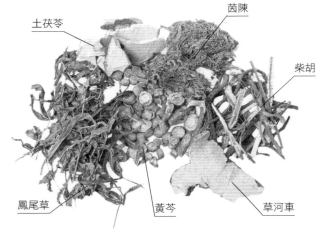

土茯苓　　　　　　　　　　茵陳

柴胡

鳳尾草　　　　黃芩　　　草河車

功效　疏肝清熱，解毒利濕。

適用　急性肝炎或慢性肝炎活動期，表現為谷丙轉氨酶顯著升高者。症見口苦、心煩、脅痛、厭油膩、納少、小便短赤、大便不爽。

方解　現代藥理研究表明，柴胡有抗肝炎病毒引起的細胞病變，增強機體免疫功能以及利膽、護肝的作用；黃芩亦能清肝利膽、護肝；茵陳利膽退黃、清濕保肝的效果顯著；草河車、鳳尾草、土茯苓均有不同程度的抗病毒作用。諸藥合用，能清解濕毒而降低轉氨酶，既符合現代藥理依據，又確有臨床療效。

宜忌　忌辛辣、煙酒之品。脾胃虛寒者忌用。

146

桑青預防茶

桑葉 15克　　　　大青葉 15克　　　　木賊 12克

連翹 12克　　　　蒲公英 24克

頭煎清水3碗煎至1碗，溫服；二煎用紗布過濾，取液洗眼。每日1劑。

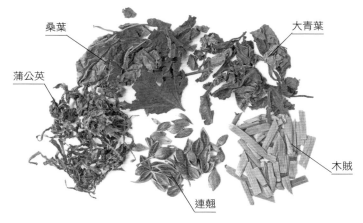

桑葉

大青葉

蒲公英

木賊

連翹

功效 疏風清熱，抗病毒。

適用 急性結膜炎，症見結膜充血、畏光流淚、目多眼眵、雙目紅腫，或伴有外感症狀。

方解 本茶所治之症乃因肺經及肝經風熱上犯所致。治宜清瀉肺經及肝經風熱。大青葉清熱解毒，抗病毒，消炎；桑葉疏風、宣肺、清熱；木賊清肝明目；連翹、蒲公英清熱解毒。諸藥合用既清肺又清肝，使肝肺之風熱得散，熱毒得解，而紅眼自消。如頭痛鼻塞者加桔梗12克、荊芥12克以疏風透邪；如大便秘結者加大黃10克通腑泄熱；如結膜出血重者加赤芍12克、牡丹皮12克以涼血止血。

宜忌 胃寒者忌用。

桑菊蘆根北杏茶

蘆根 20克	桑葉 15克	菊花 15克
桔梗 12克	北杏 10克	連翹 10克

清水3碗煎至1碗，溫服。每日1劑。

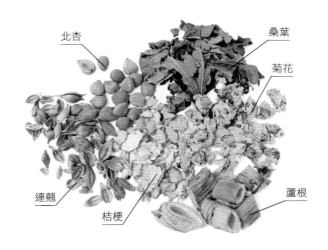

北杏　桑葉　菊花　連翹　桔梗　蘆根

功效 疏風清熱，宣肺止咳。

適用 急性支氣管炎屬風熱犯肺輕症者，症見咳嗽、咳聲不爽，或痰黃氣粗、身熱不甚、汗出、口微渴、咽痛、尿黃。

方解 本茶中桑葉、菊花辛涼清透，疏風清熱；北杏、桔梗宣降肺氣，止咳化痰；連翹清心泄熱；蘆根清熱、生津止渴。諸藥配伍同用，共奏疏風清熱，宣肺止咳之功。

宜忌 風寒咳嗽者忌用。

消食止瀉茶

火炭母 10克　　　神麴 10克　　　茯苓 10克

穀芽 15克　　　麥芽 15克　　　布渣葉 6克

蜜棗 (去核) 3枚

清水3碗煎至1碗，分2次溫服。每日1劑。

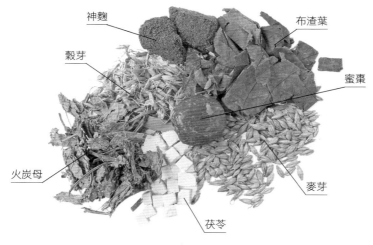

神麴　布渣葉　穀芽　蜜棗　火炭母　麥芽　茯苓

功效　消食止瀉。

適用　傷食腹瀉，症見不思飲食、腹脹、便溏臭穢或酸腐或夾有不消化之物、舌紅、苔厚膩或黃膩、指紋紫滯。

方解　本茶中火炭母清熱利濕、止瀉；穀芽、麥芽、布渣葉消食；茯苓健脾滲濕；神麴消食止瀉；蜜棗甘潤以消減藥味之苦。諸藥合用，共成健脾止瀉之效。腹瀉伴腹痛者加白芍6克以緩急止痛；熱者加連翹9克以清三焦之熱；煩躁者加燈芯花6紮以清心瀉火。

宜忌　脾胃虛寒者忌用。

桑菊枇杷茶

桑葉 8克　　　　　菊花 20克　　　　　枇杷葉 25克

清水4碗，充分浸泡後武火煎成2碗，分2次服。每日1劑。

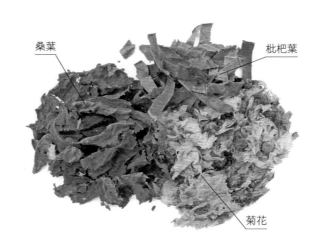

桑葉　　枇杷葉

菊花

功效 疏散風熱，潤肺止咳。

適用 風熱感冒、頭痛、眼睛乾澀、咳聲不揚、咽喉腫痛，也可用於感冒的預防。

方解 本茶性平、微寒，味甘、苦。其中菊花、桑葉均有疏風清熱，潤肺止咳，清肝明目的作用；枇杷葉潤肺止咳。三藥合用，既疏風清熱，又潤肺止咳。如咽痛者可加玄參15克；如便秘者加冬瓜仁20克。

宜忌 風寒感冒、肺虛咳嗽者忌用。

消食除臭茶

麥芽 30克　　　　茵陳 20克　　　　牡丹皮 15克

山楂 15克　　　　布渣葉 15克

　　頭煎清水3碗煎至1碗；二煎清水2碗煎至半碗。早晚飯後分服。每日1劑。

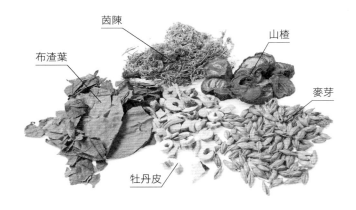

布渣葉　茵陳　山楂　麥芽　牡丹皮

功效　清胃消食，導滯除臭。

適用　口氣臭穢、面色紅赤、尿黃臊臭、大便乾結或溏而不爽、舌紅、苔黃厚膩。

方解　過食肥甘厚味之品，滯而不消，蘊鬱腸胃，胃熱上蒸，發為口臭。本茶中牡丹皮清熱降火；麥芽、山楂、布渣葉共用可消各種食滯；茵陳瀉濕降濁。諸藥合用，能消食積，除口臭。

宜忌　胃寒者忌用。忌食辛辣、燥熱之品。

桑菊消紅茶

菊花 20克　　　　　桑葉 15克　　　　　連翹 15克

蟬蛻 15克　　　　　夏枯草 15克

清水3碗煎至1碗，溫服。涼茶煎好後，揭開鍋蓋，趁熱薰蒸雙目。每日1劑。

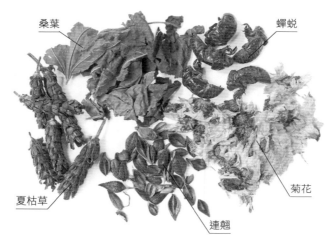

桑葉

蟬蛻

夏枯草

菊花

連翹

功效 疏風清肺。

適用 急性結膜炎屬風熱者，症見眼睛癢澀刺痛、流淚、結膜充血，伴有頭痛、發熱、鼻塞、流涕、咳嗽、口渴、舌質紅、苔薄黃。

方解 本茶中桑葉、菊花疏風清熱；連翹清熱解毒；蟬蛻疏風清熱、止癢；夏枯草清熱解毒、明目。諸藥合用，共奏清肺瀉火之效。肺火甚者加石膏15克、梔子10克以清熱瀉火；癢甚者加荊芥10克、防風10克以疏散風邪；結膜充血甚者加生地20克以涼血清熱。

宜忌 胃寒者忌用。忌食辛辣、燥熱之物。

 植物檔案

桑

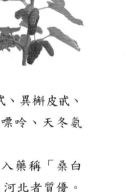

科　　屬：桑科桑屬

別　　稱：家桑、桑樹

形　　態：落葉喬木。樹皮黃褐色，枝灰白色或灰黃色。葉互生，卵形或橢圓形。花單性，黃綠色，與葉同時開放。聚合果腋生，肉質，深紫色或黑色。

使用部位：葉、枝、樹皮、果實

主要成分：牛膝甾酮、脫皮甾酮、β-保甾醇、芸香甙、桑甙、異槲皮甙、傘形花內酯、東莨菪甙、葫蘆巴鹼、膽鹼、腺嘌呤、天冬氨酸、氯原酸。

品質鑒別：葉入藥稱「桑葉」，葉大、色黃綠者佳；樹皮入藥稱「桑白皮」；果實入藥稱「桑葚」。產於河南、安徽、河北者質優。

使用注意：風寒感冒不宜使用桑葉。肺虛無火、小便頻及風寒咳嗽者忌服桑白皮。脾胃虛寒、大便稀溏者忌食桑椹。嚴重貧血者禁用桑枝。

功效及應用：

①桑葉疏風清熱，對外感風熱、發熱咳嗽、頭痛等症均有良效。

②葉還可清肝明目、清肺潤燥，可治療因燥熱傷肺所引起的咳嗽、鼻乾、咽燥、肝火風熱所致的目赤腫痛、多淚症、肝陽上亢所致的頭痛眩暈等。用經霜的桑葉水煎去渣，待涼後以乾毛巾浸藥液敷眼，可治療多種眼疾。

③桑葉也具有潤澤容顏的功效，以桑葉水煎劑洗臉可改善肌膚乾燥、乾裂的症狀，對雀斑亦有效。面部有褐斑者則可將隔水蒸的桑葉乾燥處理後代茶泡飲，1個月為1療程。

經典論述：

　　桑葉、汁，主霍亂腹痛，吐下，研取白汁，合金瘡。又主小兒吻瘡，細銼大釜中，煎取如赤糖，去老風及宿血。椹，利五藏關節，通血氣。——《本草拾遺》

消脂解酒茶

葛根 20克　　　茵陳 20克　　　草決明 20克

薏米 20克　　　山楂 20克　　　淡竹葉 10克

厚朴 10克　　　澤瀉 10克

頭煎清水3碗煎至1碗；二煎清水2碗煎至半碗。早晚分服。每日1劑。

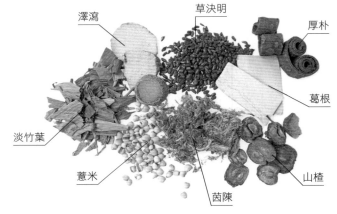

澤瀉　　草決明　　厚朴　　葛根　　山楂　　茵陳　　薏米　　淡竹葉

功效　解酒利濕，消脂降濁。

適用　長期嗜酒，症見口乾口苦、脘悶腹脹，日久漸成「啤酒肚」，可伴納呆、大便不爽、舌紅、苔黃厚或黃膩。

方解　酒入腸胃，復加佐酒之辛辣、香脆、肥甘厚味，使脾失健運，酒濕內困，濕熱鬱蒸。本茶葛根清解酒毒；茵陳利濕解毒；淡竹葉、薏米利水瀉濕，促使酒毒從小便而解；厚朴、澤瀉行氣利濕降濁，使濕濁隨氣行而散、氣降而消；山楂消食降脂，與草決明共用更能降脂、通便、減肥，可減緩「啤酒肚」的形成。諸藥合用，使酒毒隨濕濁之降而降，腹脂隨濕濁之解而解。

宜忌　脾胃虛寒者忌用。

消暑生津茶

麥冬 10克　　　　西洋參 3克　　　　燈芯花 6紮

蜜棗 3枚　　　　粳米 15克

　　清水3碗煎至1碗，分2次溫服。每日1劑，病症較重者可每日2劑。

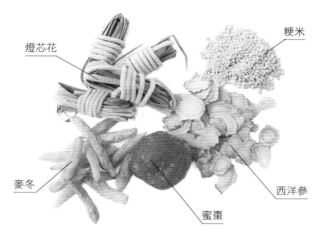

燈芯花

粳米

麥冬

蜜棗

西洋參

功效　益氣清暑，養陰生津。

適用　小兒入夏發熱不退、面蒼白、神疲、手足心灼熱、口渴頻飲而少汗或無汗、納呆、便結、尿多而頻、指紋紫紅。

方解　本茶中西洋參清熱、益氣、生津以扶正；麥冬養陰生津，以補發熱所耗的津液；燈芯花清心除煩；蜜棗潤燥；粳米可以和胃，利於吸收。諸藥配伍，對暑熱傷津，氣陰兩虛之夏季尤為適宜。

宜忌　脾胃虛寒者不宜使用本茶。

消脂減肥茶

草決明 20克　　　　山楂 20克　　　　澤瀉 20克

荷葉 15克

頭煎清水3碗煎至1碗；二煎清水2碗煎至1碗。分2次溫服。每日1劑，或隔日1劑。

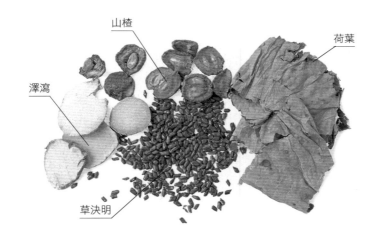

山楂

荷葉

澤瀉

草決明

功效 消脂減肥。

適用 肥胖兼血脂增高者。

方解 本茶中荷葉清暑利濕，是生髮脾胃清陽之良品，清陽得升，濁陰得降，膏脂隨濕濁而泄；草決明消脂通便；山楂消食導滯以降脂；澤瀉泄熱降濁。

宜忌 脾腎陽虛之脂胖者忌用。

益陰健胃茶

太子參 10克　　　麥冬 10克　　　孩兒草 10克

茯苓 10克　　　淮山 10克　　　燈芯花 10紮

穀芽 15克　　　蜜棗 3枚

清水3碗煎至1碗，分2次溫服。每日1劑。

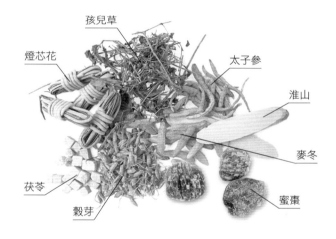

孩兒草

燈芯花

太子參

淮山

麥冬

茯苓

穀芽

蜜棗

功效　養陰健脾，開胃消食。

適用　熱病後納差、煩躁、夜睡欠安，或伴盜汗、唇紅、舌質紅、脈數。

方解　本茶中太子參、麥冬益氣養陰；茯苓、淮山健脾利濕；燈芯花、孩兒草清心瀉火；穀芽開胃消食；蜜棗甘潤以消減茶之苦味。諸藥合用，益氣養陰，使陰津得復；健脾消食，使胃口得開。

宜忌　不宜同時進食溫補過滯之品。

今日涼茶

消暑益氣茶

太子參 20克　　麥冬 15克　　淡竹葉 10克

荷梗 10克　　石斛 10克　　粳米 少量

清水5碗煎至2碗，代茶頻服。每日1劑。

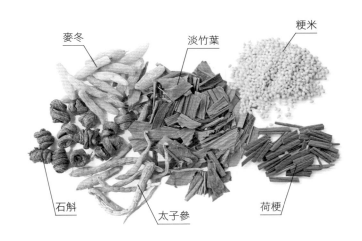

麥冬　　淡竹葉　　粳米

石斛　　太子參　　荷梗

功效　清滌暑熱，益氣生津。

適用　暑熱傷津之身熱、口乾心煩、自汗不止、氣短神疲、肢倦。

方解　本茶中太子參、麥冬、石斛三者均能滋陰清熱，益養肺胃而生津；淡竹葉清心除煩；荷梗去殘餘之暑熱。諸藥合用，使暑熱得清，氣津得復。自汗難止，氣短甚者，可用益氣力強的西洋參代替太子參，以增強益氣斂汗之功。

宜忌　素體陽虛、脾胃虛寒者忌用。

疳積茶

太子參 10克	孩兒草 10克	燈芯花 10紮
麥芽 20克	獨腳金 6克	蜜棗 3枚

清水2碗煎至1碗，分2次溫服。每日1劑。

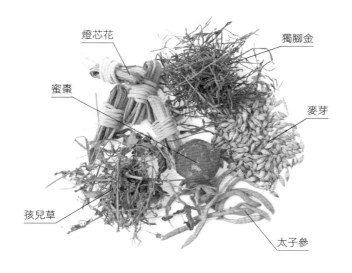

燈芯花　　獨腳金　　蜜棗　　麥芽　　孩兒草　　太子參

功效 消積解疳。

適用 積滯日久，疳疾初起，症見面黃肌瘦、毛髮稀疏、精神不振、手足心熱、煩躁易怒、頭汗多、夜睡不寧、磨牙、指紋滯。

方解 本茶中太子參益氣生津；燈芯花清心火；麥芽消食導滯；孩兒草清肝消疳，利濕消食；獨腳金清肝消疳，健脾消食；蜜棗甘潤而減藥味之苦。諸藥合用，消積化食，清肝理脾，使脾胃得理，使疳證得解。

宜忌 疳積及氣虛弱無熱症者慎用。

159

消暑利濕茶

薏米 30克　　　　葛根 20克　　　　火炭母 20克

白頭翁 20克　　　馬齒莧 12克　　　厚朴 10克

頭煎清水3碗煎至1碗；二煎清水2碗煎至半碗。早晚分服。每日1劑。

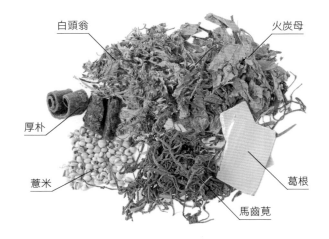

白頭翁　　　　火炭母

厚朴

薏米　　　　　　　葛根

馬齒莧

功效 清暑利濕，止瀉。

適用 暑濕困阻腸胃之發熱、嘔吐、心煩口渴、腹痛腹瀉、瀉下急迫臭穢、小便黃短。

方解 暑濕困阻腸胃，腸胃功能紊亂者，治宜清暑利濕，理腸胃而止瀉。本茶中火炭母、白頭翁、馬齒莧均能清腸、利濕、止瀉；厚朴行氣散濕；葛根升清陽，降濕濁而止瀉；薏米滲濕止瀉。各藥合用，理腸胃而化濕濁。若腹脹甚者可加大腹皮10克以助行氣之功；納食欠佳者加山楂15克、麥芽30克以消食導滯。

宜忌 素體陽虛、脾胃虛寒者忌用。孕婦慎用。

160

植物檔案

厚朴

科　　屬：木蘭科厚朴屬

別　　稱：赤朴、烈朴、淡伯、厚皮、油朴、川朴

形　　態：落葉喬木。樹皮淡褐色。葉互生，革質，狹倒卵形，下面灰綠色，幼時有毛；葉柄有白色毛。花白色，芳香。聚合果圓柱狀卵形。

使用部位：樹皮

主要成分：笑花醇、厚朴酚、四氫厚朴酚、異厚朴酚、揮發油、生物鹼、皂甙等。

品質鑒別：皮厚肉細，油性大，斷面紫紅色有亮銀星，香氣濃厚，味辣而甜，產於四川者質優。

使用注意：厚朴忌與澤瀉、寒水石、硝石同用。孕婦慎用。寒脹、虛脹者慎用。

功效及應用：

①厚朴辛散可行氣消積，苦溫燥濕而可以消痰平喘，主治積滯腹滿、痰濕喘滿、食少納呆、脘腹脹滿。

②小劑量的厚朴鹼可增強十二指腸張力，大劑量則可抑制腸肌收縮。

③用薑厚朴水煎內服，可治療婦女閉經。

④厚朴中所含的厚朴酚具有抗潰瘍和抗菌功效。

經典論述：

　　其木質樸而皮厚，味辛烈而色紫赤，故有厚朴、烈、赤諸名。——《本草綱目》

　　大溫，無毒。——《名醫別錄》

　　味苦辛，大熱。——《藥性論》

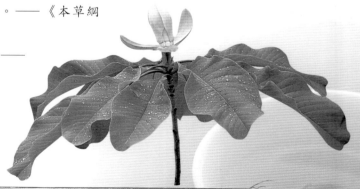

葛根茶

鮮葛根 250～500克

　　葛根切小塊，清水5～6碗煎至1碗飲用。

功效 解肌鎮痛，散熱祛煩，生津止渴。

適用 酒毒煩渴、濕熱下利、高血壓頭痛、頸項強痛。

方解 本茶中葛根味甘、辛，性平，解肌散熱，
祛煩止渴，解酒毒。

宜忌 本茶需明火久煎，一般需水沸後煎1小時
以上，若煎煮時間不足，則功效降低。

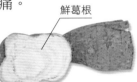

鮮葛根

荷葉扁豆茶

荷葉 1張　　　　　　**扁豆** 30克

　　扁豆浸泡20分鐘後，用清水3碗與荷葉同煎至1碗，代
茶頻飲。每日1～2劑。

功效 清暑利濕。

適用 感冒、暑濕，症見身倦睏重、胸悶納呆、
口乾、咽燥、苔黃膩、脈濡。

方解 本茶中荷葉清暑利濕而發清陽；扁豆化濕
消暑。二藥合用，既清暑又利濕。
本茶也可以加適量粳米煮粥食用。

宜忌 素體陽虛、脾胃虛寒者忌用。

荷葉

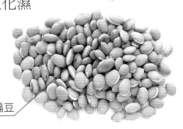

扁豆

淡竹葉茶

淡竹葉 30克（或淡竹葉乾根60克）　　　　百合 30克

清水4碗煎至1碗飲用。

功效 清熱，瀉火，生津，利尿。

適用 暑熱煩渴、咽痛、熱病口瘡、目赤心
煩、夜睡不寧、小便刺痛。

方解 本茶中淡竹葉清瀉心火，除煩安神，
導熱下行；百合味甘、微苦，性微寒，
可潤肺清咽，清心安神。

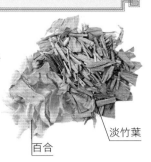

百合　　淡竹葉

清熱潤肺茶

百部 18克　　　　丹參 20克　　　　黃芩 10克

頭煎清水3碗半煎至1碗；二煎清水2碗煎至半碗。分2
次溫服。每日1劑。

功效 清熱，潤肺，抑菌。

適用 肺結核，症見咳嗽、痰少或潮
熱、舌紅少苔。

方解 肺結核主要是由人型結核桿菌引
起的。現代藥理研究發現，百部、丹參
均有抑制人型結核桿菌的作用；黃芩清熱瀉肺
火。有報導稱用上述三藥製成片劑內服，對已有耐藥性的慢性
開放性肺結核有一定的療效。

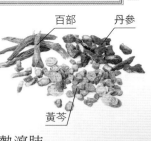

百部　　丹參

黃芩

宜忌 忌食辛辣、煙酒。脾胃虛寒者忌用。孕婦忌服。

今日涼茶

荷葉金銀花解暑茶

西瓜皮 20克　　　金銀花 15克　　　荷葉 15克

南豆花 10克　　　青蒿 10克　　　淡竹葉 10克

清水3碗煎至1碗，溫服。每日1劑。

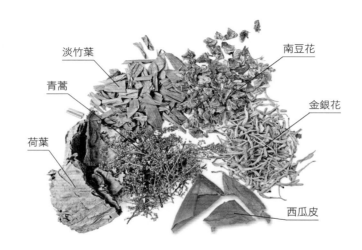

淡竹葉　　南豆花
青蒿
荷葉　　　金銀花
西瓜皮

功效　清暑泄熱，解表化濕。

適用　暑熱鬱裡之身灼熱、汗少、面赤、頭重、肢體困重、心煩口渴、尿黃。

方解　本茶中金銀花清熱解毒，涼散風熱，現代藥理研究發現，本茶中金銀花對實驗性動物發熱模型有明顯的退熱作用；荷葉、西瓜皮能清解暑熱；南豆花、青蒿解表化濕，透暑外出；淡竹葉利尿清熱。諸藥合用，既使暑熱從外而解，又使暑濕從下而利。

宜忌　素體陽虛、脾胃虛寒者忌用。孕婦慎用。

植物檔案

淡竹葉

科　　屬：禾本科淡竹葉屬

別　　稱：竹葉麥冬、長竹葉、山雞米、碎骨子、金雞米、迷身草、金竹葉、竹葉門冬青

形　　態：多年生草本。根莖稍木質化，密生長鬚根，根中下部常膨大呈紡錘形。稈中空。葉似竹葉。穗狀花序呈圓錐狀。

使用部位：莖葉、根

主要成分：蘆竹素、白茅素、無羈萜醇、β-谷甾醇、豆甾醇、菜油甾醇、蒲公英萜醇及氨基酸等。

品質鑒別：莖葉入藥稱「淡竹葉」，色綠葉長、無花穗、梗少，產於江蘇、浙江者質優；根入藥稱「淡竹葉根」或「竹葉麥冬」，產於江蘇、浙江者質優。

使用注意：淡竹葉之根形似麥冬，注意勿混同於麥冬。《本草綱目》謂淡竹葉根可「墮胎催生」，孕婦慎用。淡竹葉性寒，濕熱無實火、體質虛寒者忌服。

功效及應用：

①淡竹葉長於清熱利尿、清心除煩，對口舌生瘡、牙齦腫痛、小便短赤、淋痛、鼻出血等均有良效；用淡竹葉水煎取汁代茶飲，還可預防喉嚨痛。

②淡竹葉清心，可與生石膏、蘆根、知母等配伍；若需利濕清熱，則宜搭配茵陳、通草、滑石。

③實驗證明淡竹葉還有抑菌和提高血糖的作用。

經典論述：

　　葉據書載，涼心緩脾、清爽止渴，為治上焦風邪煩熱、咳逆喘促、嘔噦吐血、一切中風驚癇等症，無非因其輕能解上、辛能散鬱、甘能緩脾、涼能入心、寒能療熱故耳。——《本草求真》

　　消痰，止渴。治煩熱，咳喘，吐血，嘔噦，小兒驚癇。——《草木便方》

清熱宣肺茶

魚腥草 30克　　　　瓜蔞仁 15克　　　　瓜蔞皮 15克

桑白皮 15克　　　　川貝母 10克

　　頭煎清水3碗煎至1碗；二煎清水2碗煎至半碗。早晚分服。每日1劑。

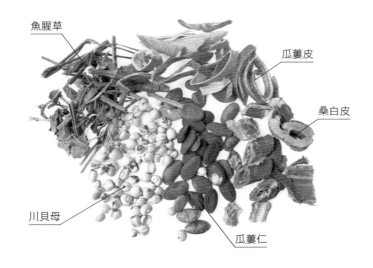

魚腥草

瓜蔞皮

桑白皮

川貝母

瓜蔞仁

功效　清熱宣肺，滌痰止咳。

適用　咳嗽、痰聲重濁、痰黃黏稠量多，或伴腥臭味、面色紅赤、口乾口澀、舌紅、苔黃。

方解　本茶中瓜蔞入藥有瓜蔞仁、瓜蔞皮之分，瓜蔞仁長於宣肺化痰，潤腸通便；瓜蔞皮長於清化熱痰，也可通過潤腸通便而導痰下行；川貝母長於清化熱痰；桑白皮瀉肺而降氣；魚腥草清肺熱而消痰。若症狀較輕者，可用川貝母10克、魚腥草30克和豬脊骨500克（或豬肺1副）、蜜棗5枚煲湯飲用。

宜忌　咳嗽無熱症或脾胃虛寒者慎用。

清熱消雪茶

生地 10克　　　　土茯苓 10克　　　　淡竹葉 3克

燈芯花 3紮　　　　甘草 2克

清水2碗煎至半碗，分2～3次溫服。每日1劑。

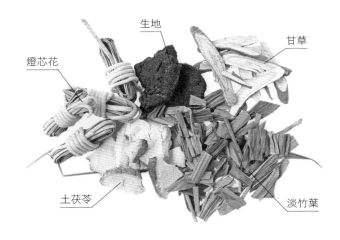

生地

甘草

燈芯花

土茯苓

淡竹葉

功效　清瀉心脾積熱。

適用　鵝口瘡屬心脾積熱者，症見口舌白屑壅積、周圍紅暈焮赤、蔓延迅速，兼見啼哭煩躁、面赤唇紅、便秘弱赤、舌尖紅赤、苔黃、脈數、指紋紫滯。

方解　本茶中生地清熱養陰；土茯苓利濕解毒以瀉脾之積熱；淡竹葉、燈芯花清瀉心火，導熱下行；甘草調和諸藥。諸藥合用，使心脾積熱得清，鵝口瘡自癒。便秘不通者加冬瓜仁10克通腑泄熱，導邪熱從下而解；如白屑嚴重時加菖蒲5克、竹茹3克以辟穢化濁。除服用上茶外，還可用金銀花10克、甘草6克煎水，隨時擦拭口腔或漱口，以加速假膜的消退。

宜忌　體虛便溏者慎用。

167

清熱感冒茶

大青葉 15克　　　　薄荷 10克　　　　　蟬蛻 10克

甘草 5克

　　早晚分煎，每煎以清水3碗煎至1碗，飯後溫服。每日2劑。

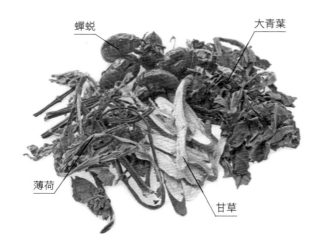

蟬蛻　　　　　　　大青葉

薄荷

甘草

功效 辛涼解肌，散風清熱。

適用 風熱蘊結之流感輕證，症見發熱、頭痛、微汗、口渴、脈浮數。

方解 本茶中薄荷、蟬蛻辛涼疏泄，輕清宣透，發表解肌；大青葉清解流感病毒；甘草緩急和中。諸藥合用共成辛涼瀉熱之劑。

宜忌 體虛流感者忌用。孕婦慎用。

清熱潤便茶

火麻仁 20克　　　枳實 12克　　　白芍 20克

厚朴 25克　　　大黃 （後下）10克　　　北杏 15克

　　頭煎清水3碗煎至1碗；二煎清水2碗煎至半碗。飯前服。每日1劑。

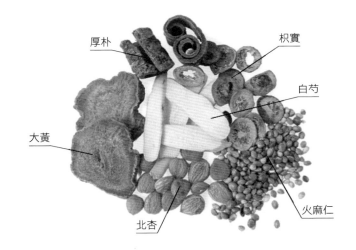

厚朴　枳實　白芍　大黃　北杏　火麻仁

功效 清熱，潤腸，通便。

適用 大便幹結、小便短赤、面紅身熱、口乾、口臭、腹脹或痛，舌質紅、苔黃燥。

方解 火麻仁潤腸通便；大黃泄熱通便；北杏降氣潤腸；白芍養陰和裡；枳實、厚朴下氣破結，行氣除滿，加強通便之力。

宜忌 虛性便秘者忌用本方。

清熱解毒消痘茶

土茯苓 30克　　　夏枯草 15克　　　生地 20克

白花蛇舌草 20克　　皂角刺 12克　　　山楂 12克

頭煎清水3碗煎至1碗，二煎清水2碗煎至半碗。早晚溫服。每日1劑。

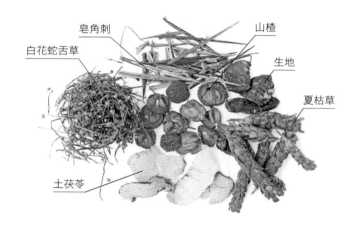

皂角刺　　　山楂
白花蛇舌草　　　　　　　　生地
　　　　　　　　　　　　　　　夏枯草
土茯苓

功效 清熱解毒，活血消痘。

適用 痤瘡屬熱毒熾盛者，症見面部焮熱潮紅，皮疹紅腫疼痛，部分紅疹頂端有膿疱，甚有癤腫、膿腫、便乾、尿黃、舌紅、苔黃。

方解 本茶中白花蛇舌草清熱宣肺，解毒排膿；生地涼血清熱，滋陰生津；夏枯草清熱解毒，消癰散結；皂角刺清熱解毒，消腫潰堅，排膿；土茯苓利濕，清熱解毒；山楂和白花蛇舌草均可抑制皮脂腺分泌。諸藥合用，使血瘀得行，熱毒得清而痘瘡自消。

宜忌 脾胃虛寒者忌用。

清心止痛茶

生地 20克　　　　車前草 20克　　　　淡竹葉 10克

燈芯花 10紮

　　頭煎清水3碗煎至1碗，二煎清水2碗煎至半碗。早晚飯後分服。每日1劑。

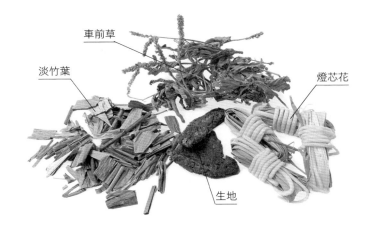

功效　清心涼血，瀉火止痛。

適用　口腔潰瘍屬心火上炎者，症見潰瘍發於舌部，以舌尖為主，患處肌膜潰爛，潰瘍點大小不等，甚者融合成片，周圍紅腫明顯，灼熱而痛，說話或飲食時疼痛加劇，口渴、心煩、舌質紅、苔黃。

方解　本茶中生地、牡丹皮清熱涼血、瀉火；燈芯花清心泄熱；淡竹葉、車前草導熱下行，使邪熱從下而解。諸藥合用，使心火得降，邪熱從小便而解，口瘡自愈。

宜忌　宜少食辛辣、厚味之品。脾腎陽虛者忌用。

清熱消麥茶

生地 20克　　　蒲公英 20克　　　夏枯草 15克

連翹 15克　　　浙貝母 12克　　　赤芍 10克

　　頭煎清水3碗煎至1碗；二煎清水2碗煎至半碗。早晚飯後服；三煎濾汁用毛巾沾藥液趁熱外敷患處。每日1劑。

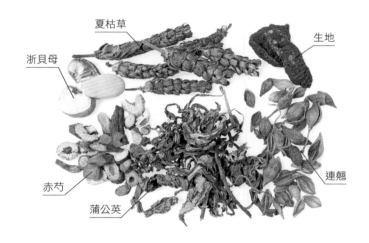

夏枯草

生地

浙貝母

連翹

赤芍

蒲公英

功效 疏風清熱。

適用 熱毒上攻之麥粒腫，症見胞瞼紅腫、硬結赤紅或紫紅、疼痛拒按，或出現結軟化膿，或膿成自破、全身可間接惡寒發熱、小便黃、大便結、舌紅、苔黃。

方解 本茶中赤芍、生地涼血活血；連翹清熱，通瀉三焦之火；蒲公英、夏枯草、浙貝母清熱解毒，軟堅散結。諸藥合用，共奏清熱瀉火、解毒、通腑泄熱之功。若膿成者可加白芷12克、皂角刺12克以軟堅潰膿。

宜忌 忌食辛辣、燥熱、「發」物。脾胃虛寒者忌用。

172

植物檔案

芍藥

科　　屬：毛茛科芍藥屬

別　　稱：沒骨花、婪尾春、將離、殿春花

形　　態：多年生草本。根肥大，圓柱形或紡錘形。2回3出複葉，互生。花單生於莖頂。花色有白、黃紫、粉、紅等色，花有單瓣、重瓣之分。菁葖果長圓形，表面粗糙。

使用部位：根

主要成分：芍藥甙、芍藥花甙、揮發油、樹脂、糖類、澱粉等。

品質鑒別：根入藥稱「白芍」或「赤芍」，普遍認為栽培的單瓣種的根經水煮曬乾所得為「白芍」；野生種的根直接曬乾所得為「赤芍」。根條粗長、皺紋粗而深、斷面白色、粉性大，產於內蒙和東北、華北、西北等地者質優。

使用注意：血虛有寒者、癰疽潰爛者、孕婦及月經過多者忌用。忌與藜蘆同用。

功效及應用：

①赤芍具有涼血止血的功效，用赤芍20克水煎服，可治療鼻衄不止。

②赤芍性涼，可化瘀消腫、止痛，對目赤腫痛、頭痛、痛經、月經不調等均有療效。

③實驗證明，赤芍煎劑還可降低血壓和血脂。

④白芍含有的芍藥甙和白芍總甙可消炎抑菌，防治潰瘍，並能提高機體的免疫力。

⑤白芍具有較強的護肝功效，可加速體內毒素的代謝和排除並保護肝巨噬細胞，對自身免疫型肝炎、病毒性肝炎有效。炒白芍則可養血柔肝。

經典論述：

芍藥赤者小利，俗方以止痛，乃不減當歸。——《本草經集注》

白芍藥味酸，氣微寒，主收脾之陰氣，泄肝之陽邪。——《藥義明辨》

清熱減肥茶

生地 20克　　　　草決明 20克　　　　夏枯草 15克

大黃 10克

　　頭煎清水3碗煎至1碗；二煎清水2碗煎至1碗。飯前溫
服。每日1劑。

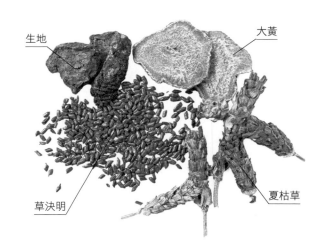

生地

大黃

草決明

夏枯草

功效　清熱，通便，減肥。

適用　多食、體肥健壯、精力充沛、面色紅潤、口乾舌燥、大便燥結
不通。

方解　本茶中生地清熱涼血、瀉火；草決明消脂通便；夏枯草清熱散
結、消脂；大黃通腑泄熱。諸藥合用，共奏清熱、通便、減肥
之功。

宜忌　肥胖無熱或大便溏泄者慎用。

174

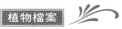
植物檔案

大黃

科　　屬：蓼科大黃屬

別　　稱：錦紋、黃良、火參、膚如、峻

形　　態：多年生草本。根肥厚，根狀莖極短。莖直立。葉寬卵形或近
　　　　　圓形，掌狀淺裂至半裂，狹三角形。花序圓錐狀，分枝密
　　　　　集，花兩性，紅紫色。瘦果橢圓形，沿稜生翅。

使用部位：根莖

主要成分：蒽類衍生物、苷類化合物、鞣質類、有機酸類、揮發油類等。

品質鑒別：根莖入藥稱「大黃」，產於甘肅、青海者質優。

使用注意：性味苦寒，脾胃虛寒，血虛氣弱，婦女胎前、產後、月經期
　　　　　及哺乳期均應慎服。生大黃內服可能發生噁心、嘔吐、腹痛
　　　　　等副反應，一般停藥後即可緩解。

功效及應用：

①大黃性寒，瀉熱力強，可涼血止血，祛瘀通經，主治濕熱便秘、濕熱
　黃疸、目赤、咽喉腫痛、瘀血閉經等；外用可治療水火燙傷。

②大黃還具有較強的抑菌作用，不僅可以抗病毒，還可抵抗寄生蟲、抗
　腫瘤等。

③大黃還可解毒、解痙、利膽、通腸。用大黃浸泡液做直腸灌注，可
　治療中毒性腸麻痺；服用大黃水煎劑則可治療急性出血性腸炎。

經典論述：

　　主下瘀血、血閉、寒熱，破症瘕積聚，留飲宿食，蕩
滌腸胃，推陳致新，通利水穀，調中化食，安和五臟，
生山谷。——《神農本草經》

　　凡病在氣分，及胃寒血虛，並妊娠、產後，並勿
輕用，其性苦寒，能傷元氣、耗陰血故也。——《本草
綱目》

　　大黃通宣一切氣，調血脈，利關節……並敷一切瘡
癤、癰毒。——《大明本草》

清利通淋茶

生地 30克　　　　土茯苓 30克　　　　金錢草 25克

車前草 20克　　　川牛膝 20克　　　萹蓄 10克

三七 10克

　　頭煎清水3碗煎至1碗；二煎清水2碗煎至半碗。早晚分服。每日1劑。

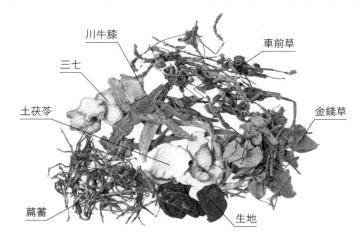

川牛膝

三七

土茯苓

萹蓄

車前草

金錢草

生地

功效　清熱，利濕，通淋。

適用　前列腺增生屬濕熱下注，症見小便頻數、點滴不盡、莖中灼熱刺痛、尿黃或見血尿、煩躁不安、大便乾結。

方解　本茶中生地清熱涼血；車前草、萹蓄、金錢草清利下焦濕熱；土茯苓利濕清熱，祛瘀敗濁；三七活血行瘀，消減增生之前列腺；川牛膝則引藥下行。諸藥合用，共奏清熱利濕之功。便結者加大黃10克行腑通便；如小便不盡者，加皂角刺15克、王不留行10克以軟堅散結，通淋。

宜忌　脾腎陽虛者忌用。

清胃除臭茶

生地 20克　　　　生石膏（先下）20克　　　牡丹皮 15克

澤瀉 12克　　　　升麻 3克　　　　　　甘草 6克

頭煎清水3碗煎至1碗；二煎清水2碗煎至半碗。早晚分服。每日1劑，胃熱熾盛而大便數日未解且體質壯實者，可每日2劑。

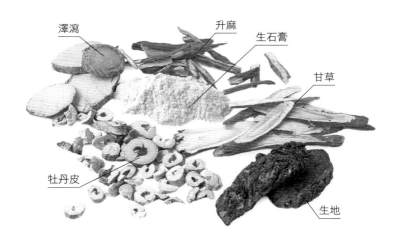

澤瀉　　升麻　　生石膏　　甘草　　牡丹皮　　生地

功效　清胃瀉火，泄熱除臭。

適用　口氣臭穢、面色紅赤、尿黃、便結、舌紅、苔黃。

方解　本茶中生地、牡丹皮清熱涼血、瀉火；生石膏瀉胃中實熱；澤瀉利濕降濁；升麻與生石膏配用，一升一降，使胃熱得升，濕濁得降；甘草和中而調和諸藥。諸藥合用，使胃熱清，口氣除。

宜忌　忌食辛辣、燥熱之品。胃寒者忌用。

清胃止痛茶

生地 20克　　　生石膏 (先下) 20克　　知母 12克

川牛膝 12克　　　麥冬 12克

　　頭煎清水3碗煎至1碗；二煎清水2碗煎至半碗。早晚分服。每日1劑。

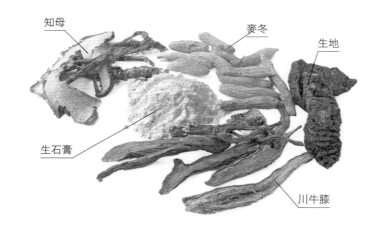

知母　　　　　麥冬　　　生地

生石膏　　　　　　　　　川牛膝

功效　清胃瀉火，消腫止痛。

適用　胃火牙痛，症見牙痛劇烈、牙齦紅腫，甚或出膿滲血、腫連腮頰、頭痛、口渴引飲、口氣臭穢、大便秘結、舌苔黃厚。

方解　本茶中生地清熱涼血；生石膏清瀉胃火；知母既滋陰又瀉火；川牛膝引火下行；麥冬養陰生津。諸藥合用，使胃熱得清，胃火得降，牙無火犯而腫痛自消。本茶除內服外，也可用白芷、吳茱萸各15克煎水含漱，以消炎止痛、定腫，收內外兼治之效。

宜忌　脾胃虛寒者忌用。

清疳消積茶

| 穀芽 15克 | 麥芽 15克 | 太子參 12克 |
| 麥冬 10克 | 山楂 8克 | |

清水2碗煎至1碗，分2次溫服。每日1劑。

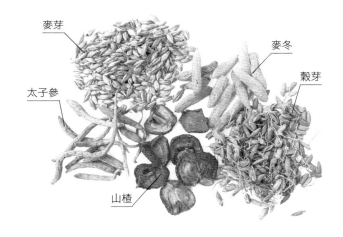

麥芽　　麥冬　　穀芽　　太子參　　山楂

功效 益氣，消食，導滯。

適用 疳證，症見厭食，納差、噯氣、腹脹痛、消瘦、煩躁、汗出、
常伴低熱或掌心發熱、指紋紫滯。

方解 宋代兒科名家錢乙曰：「疳皆脾胃病，亡津液之作也。」疳病
之成，關鍵在於脾胃。本茶中太子參益氣、生津、健脾；麥冬
養陰生津；穀芽、麥芽、山楂消食導滯。諸藥合用，共奏生津
和胃，消食導滯之功。

宜忌 疳證，無積熱者忌用。

179

清淵化濁茶

金銀花 20克　　　土茯苓 20克　　　魚腥草 20克

薏米 20克　　　　白芷 10克　　　　辛夷花 10克

黃芪 10克　　　　路路通 10克

　　頭煎清水3碗煎至1碗；二煎清水2碗煎至半碗。早晚分
服。每日1劑。

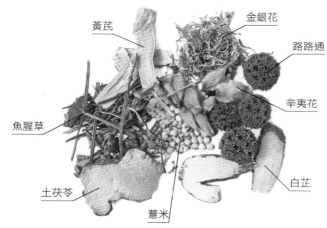

黃芪　　　金銀花　　　路路通　　　辛夷花　　　魚腥草　　　土茯苓　　　薏米　　　白芷

功效　清利濕濁，通竅排膿。

適用　慢性鼻竇炎，症見鼻涕黃濁量多，甚則倒流口中、氣味腥臭、
鼻塞重、嗅覺不靈，伴頭重脹痛、肢倦腹脹、納呆、尿黃、舌
質紅、苔黃膩。

方解　本茶中金銀花、土茯苓清熱利濕、化濁；魚腥草、薏米清熱利
濕、排膿；白芷、辛夷花、路路通宣竅通絡；黃芪生用，托毒
生肌，配白芷、薏米、魚腥草同用，排膿托腐之力尤勝。諸藥
合用，使濕濁得化，鼻竇則清。

宜忌　脾胃氣虛之鼻竇炎者忌用。

清解退熱茶

蘆根 20克　　　連翹 15克　　　倒扣草 15克

茅根 15克　　　玄參 15克　　　青天葵 12克

　　清水3碗煎至1碗，飯後頓服。每日1劑，體質壯實且症狀嚴重者，可每日2劑。

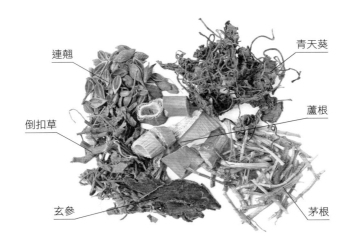

連翹　　　　　　　　　　　　　　　青天葵

倒扣草　　　　　　　　　　　　　　蘆根

玄參　　　　　　　　　　　　　　　茅根

功效　清解退熱，利咽。

適用　風熱感冒之重症，症見高熱不退、頭痛、咽喉腫痛、扁桃體化膿、口乾苦、尿黃、便結、舌紅、苔黃。

方解　本茶中倒扣草、青天葵均能解表退熱，且藥力較強，兩藥同用，功效倍增；連翹、蘆根、玄參清熱利咽，解毒散結；茅根清熱利尿，使熱從下出。諸藥合用，共奏清解退熱，利咽散結之功。

宜忌　體質較差或脾胃功能差者應慎用。孕婦忌用。

清燥潤肺茶

百合 20克　　麥冬 15克　　沙參 15克

桑葉 12克　　雪梨皮 10克（或雪梨1個）　北杏 10克

　　頭煎清水3碗煎至1碗；二煎清水2碗煎至半碗。早晚分服。每日1劑。

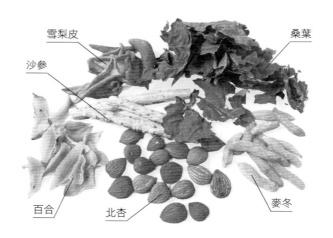

雪梨皮　　　　　　　　　　　　　桑葉
沙參
百合　　北杏　　　　　　　麥冬

功效　養陰潤燥，清肺止咳。

適用　乾咳無痰，伴口乾、咽燥、尿黃、便乾。

方解　本茶中麥冬、沙參、百合、雪梨皮養肺陰而潤肺燥；桑葉輕宣肺熱；北杏宣肺降氣。全茶皆為輕清潤澤之劑，置清熱、潤燥、宣肺、止咳於輕柔中。

宜忌　寒咳、胃寒者慎用。

滋陰潤肺茶

十大功勞葉 30克　　　**地骨皮** 15克　　　　**女貞子** 10克

甘草 6克

　　頭煎清水3碗煎至1碗；二煎清水2碗煎至大半碗。分2次服。每日1劑。

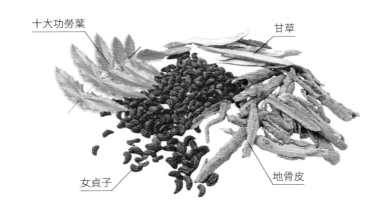

十大功勞葉

甘草

女貞子

地骨皮

功效　滋陰潤肺。

適用　肺結核，症見骨蒸潮熱、咳嗽、口乾煩渴。

方解　本茶中十大功勞葉能滋陰清熱，潤燥止咳；地骨皮泄肺熱，生津止渴；女貞子能養陰氣，平陰火，解煩熱，除骨蒸；甘草調和諸藥。諸藥合用，共奏清熱泄肺，養陰生津之功。

宜忌　忌食辛辣、煙酒。胃寒者忌用。

清暑茶

太子參 10克　　　　麥冬 10克　　　　淡竹葉 6克

蟬蛻 6克　　　　　荷葉 1/2張　　　　蜜棗 （去核）3枚

清水4碗煎至2碗，代茶頻飲。每日1劑。

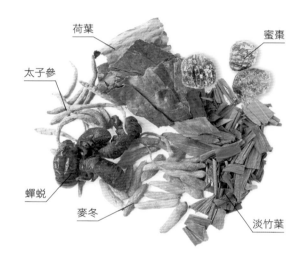

荷葉

蜜棗

太子參

蟬蛻

麥冬

淡竹葉

功效　養陰，清熱，退虛熱。

適用　小兒入夏發熱不退，口渴頻飲、少汗或手足心熱、舌紅、苔少、指紋紫。

方解　本茶中太子參、麥冬益氣、養陰、生津；淡竹葉、荷葉清解暑熱；蟬蛻開腠理而疏風清熱。諸藥合用，既清暑退熱，又養護肺胃之陰。本茶也可去淡竹葉加冬瓜250克、西瓜250克、瘦豬肉150克煲成湯飲用，既可增加營養，又易於入口。

宜忌　陽氣虛者忌用。

銀甘茶

金銀花 12克　　　　甘草 3克

　清水2碗煎至半碗，早晚分服。每日1劑，連服2～3天。

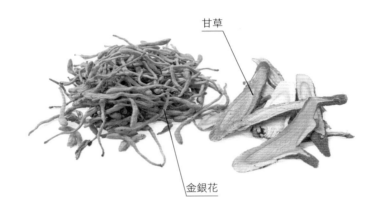

甘草

金銀花

功效　清熱解毒。

適用　水痘輕症，症見發熱或無發熱、流涕、痘症紅潤、泡漿清亮、稀疏橢圓，並有瘙癢、苔薄。

方解　本茶中金銀花甘寒，功能清熱解毒；甘草助金銀花以清熱解毒並能和中。兩藥合用，藥輕味甘，易為患兒所接受。水痘初期，以水痘出得暢透為順，可用金銀花、綠茶各50克煎水去渣後洗浴全身，以助水痘透出。

宜忌　體虛便溏患兒慎用。忌食牛肉、豬腰等滯邪之物。

清濕止瀉茶

葛根 10克　　火炭母 10克　　薏米 10克

雞蛋花 6克　　甘草 3克

清水3碗煎至1碗，分2～3次溫服。每日1劑。

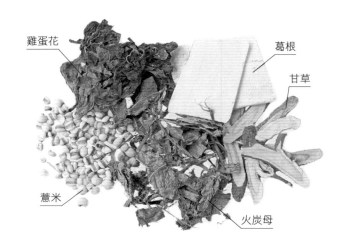

雞蛋花　　　　　　　　　　　　　　葛根

甘草

薏米

火炭母

功效　清熱利濕。

適用　小兒濕熱泄瀉，症見腹痛泄瀉、瀉下急迫，或瀉而不爽、糞色黃褐、氣味臭穢、肛門灼熱、煩熱口渴、小便短赤。

方解　本茶中葛根清熱解肌，升陽止瀉；薏米利水滲濕，澀大腸而止瀉；火炭母、雞蛋花清熱利濕，去大腸之穢濁；甘草調和諸藥。諸藥合用，使濕熱得去，而泄瀉自止。

宜忌　脾虛泄瀉者忌用。

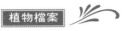

野葛

科　　屬：豆科粉葛屬

別　　稱：葛條、粉葛、甘葛、葛藤、葛麻

形　　態：木質藤本。具有肥厚塊根。全株被黃褐色長硬毛。3出複葉互生。總狀花序腋生，花密集，藍紫色。莢果線形，扁平，密生黃褐色長硬毛。

使用部位：塊根

主要成分：粉葛素、木糖、大豆黃酮、粉葛黃酮、異黃酮、花生酸、氨基酸、維生素、蛋白質、脂肪、澱粉以及微量元素鈣、鋅、硒、鐵、磷等。

品質鑑別：塊根入藥稱「粉葛」或「葛根」，質堅實、粉性足，產於浙江者質優。

使用注意：性涼，易於作嘔，胃寒者慎用。中氣虛而熱鬱於胃者慎食。

功效及應用：

①粉葛性涼，具有退熱解肌、生津止渴、透疹止痢等功效，可用於感冒發熱、熱病煩渴、麻疹透發不暢、泄瀉、痢疾等症。

②粉葛中所含的粉葛黃酮可擴張冠狀動脈，增加腦部血流量，從而改善心腦血管循環。

③粉葛還具有解酒功效，民間亦用其戒酒。

④粉葛中含有大豆黃酮和粉葛素，可潤澤美白肌膚，還可改善更年期綜合徵。

經典論述：

　　性涼、氣平、味甘，具清熱、降火、排毒諸功效。——《本草綱目》

　　治天行上氣，嘔逆，開胃下食，主解酒毒，止煩渴。熬屑治金瘡，治時疾解熱。——《藥性論》

　　生者破血，合瘡，墮胎，解酒毒，身熱赤，酒黃，小便赤澀。

　　——《本草拾遺》

菊綠茶

綠豆 50克　　　　菊花 15克　　　　　茶葉 12克

蜜棗或冰糖 適量

綠豆搗爛，清水4碗煎至2碗，早晚分服。

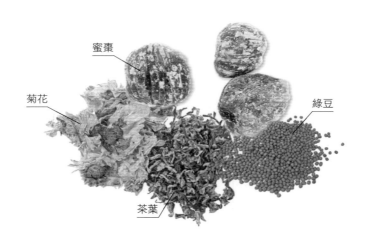

蜜棗

菊花

綠豆

茶葉

功效　疏風，清熱解毒。

適用　風熱感冒之輕症。

方解　本茶中菊花疏風清熱明目；綠豆清熱解暑生津；茶葉可清心，
肅肺，滌熱。

宜忌　風寒感冒、脾胃虛寒、便溏者忌用。

菊花夏枯草茶

菊花 20克　　　夏枯草 20克　　　草決明 20克

清水3碗煎至1碗，溫服。每日1劑。

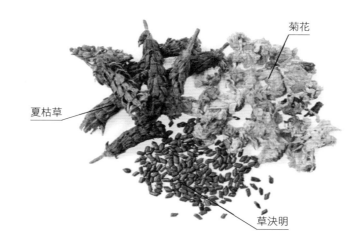

夏枯草　　菊花　　草決明

功效　清肝，降壓，通便。

適用　原發性高血壓，症見頭暈、目眩、口乾、口苦、大便乾結，伴見血壓升高。

方解　本茶對原發高血壓有較好的療效。夏枯草、草決明有降血壓及降血脂的作用；菊花清肝明目、降壓。但夏枯草一物，用量較大或久服對腸胃有刺激。

宜忌　脾虛便溏者忌用。

疏風止痛茶

連翹 12克　　　　蟬蛻 12克　　　　牡丹皮 12克

僵蠶 10克　　　　荊芥 10克　　　　青皮 6克

頭煎清水3碗煎至1碗；二煎清水2碗煎至半碗。早晚分服。每日1劑。

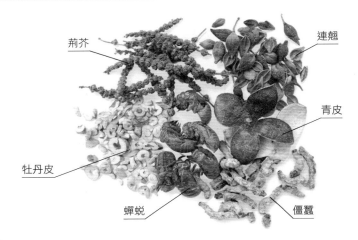

荊芥　連翹　青皮　牡丹皮　蟬蛻　僵蠶

功效　清熱疏風，消毒止痛。

適用　風火牙痛，症見牙痛陣作、遇風即發、遇熱痛增、牙齦紅腫，或發寒熱、口渴欲飲、舌質紅、苔薄白而乾。

方解　本茶中荊芥、蟬蛻疏風散邪；連翹清熱瀉火、解毒；牡丹皮清熱涼血；僵蠶疏風通絡，合青皮以行滯止痛。諸藥合用，使風邪得散、熱毒得解而牙痛自癒。若兼見心火旺者加梔子10克、麥冬12克；肝火盛者加龍膽草10克、黃芩10克；心火亢者加知母10克、黃柏10克；大便結者加大黃10克、枳殼12克。另外可用荊芥15克、薄荷10克、升麻10克、細辛6克煎湯含漱，以疏風清熱、止痛，收內外並治之效。

宜忌　宜保持口腔清潔，忌食酸辣、燥熱之品。

疏風清肺消痘茶

薏米 30克   白花蛇舌草 20克   生地 20克

枇杷葉 15克   桑白皮 15克   連翹 12克

頭煎清水3碗煎至1碗，二煎清水2碗煎至半碗。早晚溫服。每日1劑。

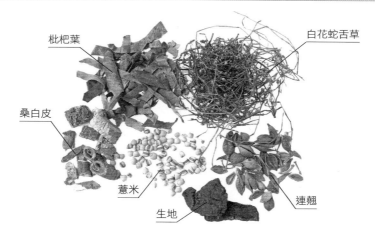

枇杷葉
白花蛇舌草
桑白皮
薏米
生地
連翹

功效 疏風清肺。

適用 痤瘡屬肺熱血熱者，症見皮疹，以粉刺、丘疹為主，可伴有灼熱、刺癢疼痛、口渴、口有穢臭味、舌紅、苔薄黃。

方解 本茶中白花蛇舌草清熱解毒，現代藥理研究發現，白花蛇舌草具有調理性激素水平的作用，還可抑制皮脂腺的分泌，是治療痤瘡之效藥；枇杷葉、桑白皮清肺經風熱而瀉火；生地、連翹涼血清熱，瀉火解毒；薏米利濕排膿，能抑制皮脂腺分泌。諸藥合用，共奏清肺熱，消痤瘡之功。

宜忌 忌用手擠壓粉刺。忌食辛辣、燥熱、肥膩之物。宜多吃蔬菜水果。

疏風舒淵茶

| 天花粉 12克 | 桔梗 12克 | 薏米 20克 |
| 辛夷花 10克 | 防風 10克 | 前胡 10克 |

頭煎清水3碗煎至1碗；二煎清水2碗煎至半碗。早晚分服。每日1劑。

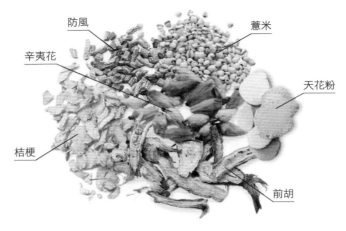

防風　薏米　辛夷花　天花粉　桔梗　前胡

功效　疏風清熱，通竅排膿。

適用　慢性鼻竇炎，症見鼻中長流濁涕，久則流黃濁之物，如膿如髓、腥臭難聞、嗅覺減退、舌紅、苔黃膩。

方解　本茶中辛夷花入肺經，善散風宣肺而通鼻竅，現代藥理研究表明，辛夷花有收縮鼻黏膜及抑菌消炎的作用；防風疏風通絡；前胡開泄降氣，化痰通竅，桔梗宣肺開泄，兩藥合用，一升一降，使肺熱宣升開散，痰濁苦泄下降；薏米甘淡利濕，且能清肺排膿。諸藥合用，共成清熱開泄，排膿通竅之效。若鼻塞重者可加薄荷10克以通鼻竅；分泌物黃稠者可加魚腥草20克、冬瓜仁20克以宣肺排膿；鼻黏膜水腫甚者可加澤瀉10克、土茯苓20克以利水、瀉濁、消腫；黏膜紅腫者可加赤芍12克、牡丹皮

12克以涼血消腫。

宜忌 脾胃氣虛之鼻竇炎者忌用。

槐花茅根茶

槐花 20克　　　　**百合** 20克　　　　**茅根** 15克

麥冬 15克

　　頭煎清水3碗煎至1碗；二煎清水2碗煎至大半碗。分2次服。每日1劑。

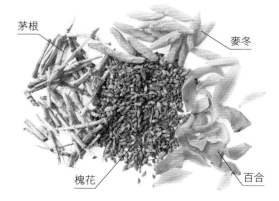

茅根
麥冬
槐花
百合

功效 清熱潤肺，養陰涼血。

適用 支氣管擴張、咯血，伴咳嗽痰少、口乾、易怒、脈數。

方解 槐花含芸香甙，能增強毛細血管的抵抗力，改善血管脆性，縮短凝血時間，是涼血止血之佳品；茅根寒涼，上能清肺胃伏火，下能清膀胱積熱，使邪有出路；麥冬潤肺養陰；百合入肺而補肺陰，潤肺燥，泄鬱熱，消痰火。諸藥合用，共奏涼血止血、潤肺清熱之功。

宜忌 忌辛辣、燥熱之品。體虛、咯血、無熱證者忌用。本茶以茅根以鮮品入藥效果更佳。

193

今日涼茶

疏風定驚茶

金銀花 6克　　　連翹 6克　　　桔梗 6克

淡竹葉 6克　　　僵蠶 6克　　　鉤藤 9克

　　清水2碗煎至1碗，分2次溫服。每日1劑，重症者可每日2劑。

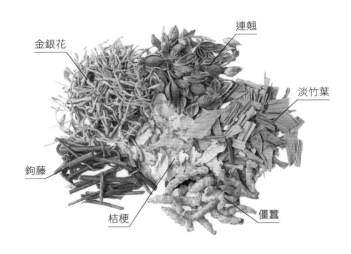

金銀花　　　　　連翹
　　　　　　　　　　淡竹葉
鉤藤
桔梗　　　　　　僵蠶

功效 疏風清熱，鎮驚開竅。

適用 外感風熱引起的急驚風，症見發熱、頭痛、咳嗽、流涕、咽紅、煩躁、神昏、驚厥、舌苔薄黃、脈浮數。

方解 外感風邪，內有積熱，風火相煽，發為驚風。治宜疏風清熱，熄風止痙。本茶中金銀花、連翹、桔梗疏風清熱，以散外感之邪；淡竹葉瀉內裡之火熱；鉤藤、僵蠶通絡、熄風、止搐。諸藥合用，使邪熱得清，風火得熄而熱退搐解。若抽搐頻作，可加服小兒回春丹。

宜忌 脾胃虛弱者忌用。

植物檔案

鉤藤

科　　屬：茜草科鉤藤屬

別　　稱：大鉤丁、雙鉤、雙鉤藤

形　　態：木質藤本。葉對生，革質，寬橢圓形或長橢圓形。頭狀花序球形，花瓣淡黃色。蒴果紡錘形，被毛。

使用部位：帶鉤莖枝

主要成分：鉤藤鹼、異鉤藤鹼、柯諾辛因鹼、異柯諾辛因鹼、柯楠因鹼、二氫柯楠因鹼、硬毛帽柱木鹼、硬毛帽柱木因鹼。

品質鑒別：帶鉤莖枝入藥稱「鉤藤」，莖細、帶鉤、色紫紅，產於廣西者質優。

使用注意：入湯劑宜後下。脾胃虛寒、無陽熱實火者忌服。體虛而語聲低微、少氣懶言、倦怠無力、動輒氣喘汗出及熱象者不宜。

功效及應用：

①鉤藤性涼味甘，主入肝經，可以平肝熄風，清乾熱，對肝陽上亢、頭暈頭痛、肝火內盛、目赤腫痛、小兒急驚有療效。

②鉤藤中含有鉤藤鹼，可有效降低血壓，並阻止鈣質內流。用鉤藤30g加清水100毫升煎煮10分鐘後早晚分服，可治療肝熱陽亢型的高血壓。

③鉤藤還具有鎮靜解痙的作用，可舒張腸、支氣管以及子宮平滑肌。

經典論述：

　　鉤藤，手、足厥陰藥也。足厥陰主風，手厥陰主火，驚癇眩暈，皆肝風相火之病，鉤藤通心包於肝木，風靜火熄，則諸症自除。——《本草綱目》

　　鉤藤，祛風化痰，定驚癇，安客忤，攻痘瘡之藥也。——《本草匯言》

　　鉤藤，去風甚速，有風症者必宜用之。但風火之生，多因於腎水不足，以致木燥火炎，於補陰藥中，少用鉤藤，則風火易散，倘全不補陰，純用鉤藤以祛風散火，則風不能息，而火且愈熾矣。——《本草新編》

解表清肺茶

大青葉 20克　　　　蘆根 20克　　　　桑葉 15克

北杏 12克　　　　連翹 10克

　　頭煎清水3碗煎至1碗；二煎清水2碗煎至半碗。早晚分服。每日1劑。

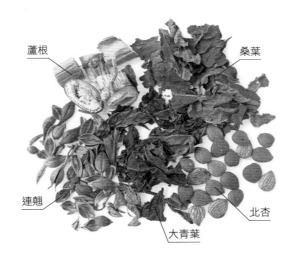

蘆根　　　　桑葉

連翹

北杏

大青葉

功效　辛涼解表，宣肺止咳。

適用　肺炎初起，症見發熱、微惡寒、全身酸痛、咳嗽、胸痛。

方解　本茶中桑葉、連翹辛涼透表以散邪熱於外；大青葉抗病毒，解熱毒；蘆根泄熱生津；北杏宣肺止咳。諸藥合用，共奏辛涼解表，宣肺止咳之功。

宜忌　肺虛、胃寒者慎用。

解毒清肺茶

魚腥草 20克　　　生石膏 （先下）20克　　金銀花 20克

蒲公英 20克　　　水牛角 15克　　　　川貝母 10克

頭煎清水3碗煎至1碗；二煎清水2碗煎至半碗。早晚分服。每日1劑。

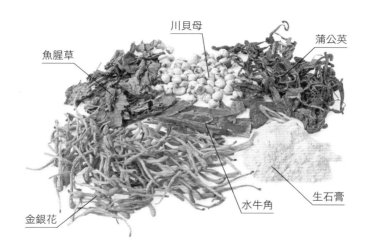

川貝母

魚腥草

蒲公英

水牛角

生石膏

金銀花

功效 清熱解毒，宣肺化痰。

適用 肺炎，症見高熱、咳嗽、胸痛、咯痰黃稠或痰帶血絲、咽乾疼痛。

方解 本茶中金銀花清熱解毒，現代藥理研究表明，金銀花有抗菌消炎、抗病毒的作用，且能退熱；生石膏瀉肺胃之實熱；魚腥草清肺滌痰，與川貝母同用效果更佳；水牛角、蒲公英能解熾盛之肺熱。諸藥合用，共奏清熱解毒，宣肺化痰之功。

宜忌 肺虛、胃寒者慎用。

今日涼茶

葛根金銀花透疹茶

葛根 12克　　　金銀花 10克　　　蟬蛻 5克

紫草 5克　　　升麻 3克　　　甘草 3克

清水2碗煎至半碗。早晚分服，疹出完後即停藥。每日1劑。

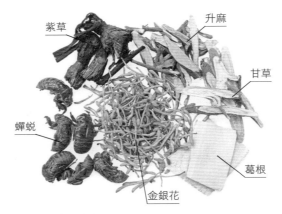

紫草　　　升麻

蟬蛻　　　甘草

金銀花　　　葛根

功效 疏風解表，清熱透疹。

適用 麻疹出而不透，症見微熱或無熱、疹發分布稀疏、唇紅、舌紅。

方解 本茶中金銀花清熱解毒；葛根升陽解肌，為透疹之要藥；升麻疏風解表；紫草涼血透疹；甘草調和諸藥並清熱解毒。諸藥合用，能疏風透疹，使疹透而熱毒清。

宜忌 肺虛、脾胃虛寒的患兒慎用。

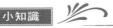
小知識

　　疹出不透者，除服本茶外，還可用芫荽500g煎水洗浴全身，以助透疹。芫荽有升散透徹之性，使疹透外出，因其有效成分易於揮發，故不宜久煎，煮沸1～2分鐘即可。

植物檔案

甘草

科　　屬：豆科甘草屬

別　　稱：甜草根、紅甘草、粉甘草、密草、國老、粉
　　　　　草、甜草、甜根子、棒草

形　　態：多年生草本。葉互生，奇數羽狀複葉。蝶形花，淡紫紅色。長
　　　　　圓形莢果，有時呈鐮刀狀或環狀彎曲，密被棕色刺毛狀腺毛。

使用部位：根及根莖

主要成分：甘草甜素、甘草甙、甘草甙元、異甘草甙、異甘草甙元、新甘
　　　　　草甙、新異甘草甙等。

品質鑒別：根莖入藥稱「甘草」，皮細緊、色紅棕、質堅實、斷面色黃
　　　　　白、粉性足，產於內蒙者質優。

使用注意：不宜與京大戟、芫花、甘遂、海藻同用。濕盛中滿、噁心嘔
　　　　　吐者忌用。長期服用甘草可引起高血壓、浮腫、血鉀降低
　　　　　等，高血壓、水腫病人慎用。

功效及應用：

①甘草可以緩急止痛，補益脾胃。各種癰腫、瘡毒、脘腹、四肢痙攣疼
　痛均適用。研末用溫水送服可治消化性胃潰瘍；水煎取汁早晚服用則
　對血小板減少性紫癜有效。

②甘草性平味甘，潤腸通便，沸水沖泡飲用可治療幼兒便秘。

③甘草中的甘草酸具有抑制腫瘤病毒的作用。

④甘草中含有甘草甜素和甘草次酸鹽，有利於降低血脂和抗動脈粥樣硬
　化。

⑤甘草平肝益氣、解毒力強，可緩解中毒症狀並增強肝臟的排毒能力。

⑥甘草還具有抗菌、消炎和調和諸藥的功效。

經典論述：

　　諸藥中甘草為君。治七十二種乳石毒，解一千二百般草本毒，調和
眾藥有功。——《本草綱目》

　　溫中下氣，傷臟咳嗽，溫經脈，利血氣，解百藥毒。——《名醫別
錄》

榕樹鬚茶

榕樹鬚 15～20克　　　**白糖** 適量

清水2碗煎至1碗，去渣加白糖少許調味飲用。

功效　祛風清熱，涼血解毒。

適用　流行性感冒、百日咳、麻疹出診不透、
扁桃腺炎、眼結膜炎、血熱鼻衄、血淋。

方解　本茶中榕樹鬚是榕樹的氣根（條細，紅褐
色者為佳），味苦性平，可清熱利尿，消炎
解毒。

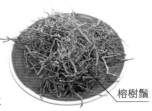
榕樹鬚

豨薟菜地骨茶

豨薟草 30克　　　**地骨皮** 12克

清水3碗煎至1碗，溫服。每日1劑。

功效　清肝降壓。

適用　肝陽上亢之高血壓，症見口苦、暈眩、
煩躁、面紅耳赤、舌紅。

方解　本茶中豨薟草辛、苦，性寒，功能祛風
濕、降血壓，現代藥理研究表明，其水煎劑
有較好的降壓作用；地骨皮甘淡而寒，藥
理研究發現，其有穩定而持久的降壓作
用。兩藥合用，共奏清熱平肝、潛陽降
壓之功，用於肝陽上亢之高血壓。

宜忌　陽虛高血壓者忌用。

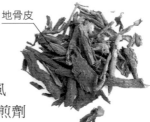
地骨皮

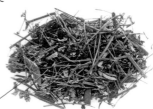
豨薟草

薏苓清痹茶

豨薟草 20克   薏米 20克   土茯苓 30克

頭煎清水3碗煎至1碗;二煎清水2碗煎至半碗。分2次服,或加豬脊骨煲湯飲用。每日1劑。

功效 祛風濕,利關節。

適用 痛風引起的關節紅腫熱痛、活動不利等症,兼見口乾、舌紅、脈數。

豨薟草

薏米

土茯苓

方解 本茶中豨薟草有祛風濕,抗炎等作用,現代藥理研究表明其有抗炎抑制關節腫脹,鎮痛等作用;薏米清理濕熱;土茯苓利濕瀉濁。諸藥合用,既能活絡而利關節,又能利濕、消炎、止痛。關節紅腫明顯者加忍冬藤20克以通絡清熱濕;熱痛明顯者加丹參15克、赤芍12克以活血、涼血、止痛;關節紅腫疼痛甚者,可用藥渣加蒲公英100克煎水,用毛巾沾透藥液,敷患處。

宜忌 胃寒者忌用。

 小知識

「凡風寒濕熱諸痹,多服(豨薟草)均獲其效,洵是微賤藥中之良品也。」——《本草正義》

菊花清肝降壓茶

鉤藤 （後下）25克　　　牡丹皮 12克

白芍 20克　　　　　　菊花 20克

清水3碗煎至1碗，飯後服。每日1劑。

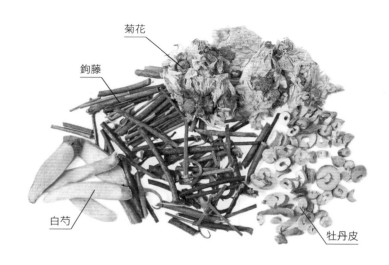

菊花

鉤藤

白芍

牡丹皮

功效 清肝，瀉火，降壓。

適用 早期高血壓，症見頭痛頭脹、眩暈、心煩口苦、胸脅脹滿、多夢易驚、小便黃赤、大便秘結、舌紅苔薄黃。

方解 本茶中白芍疏肝解鬱；丹皮清肝瀉火；菊花、鉤藤平肝、清熱、降壓。現代藥理研究發現，鉤藤有較好的降壓作用，但其降壓的有效成分易揮發，故鉤藤用於降壓時宜後下。諸藥配伍，共奏清肝降壓之功。多夢易驚者加夜交藤、酸棗仁各15克；手足發脹者加澤瀉12克；便秘者加大黃10克；面紅目赤者加龍膽草12克。

宜忌 體虛無肝熱之高血壓者忌用。

傳染病、
災害疫病
應急涼茶

手足口病涼茶

生石膏 （先下） 5～10克　　金銀花 5～10克　　野菊花 5～10克

黃芩 5～10克　　知母 5～10克　　紫草 5～10克

茅根 5～10克　　青蒿 5～10克　　藿香 5～10克

甘草 5～10克

清水2碗半煎至大半碗，1日內分3～4次服用。

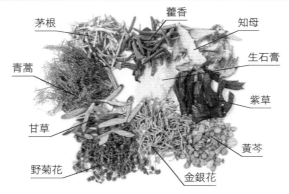

茅根　藿香　知母　生石膏　紫草　黃芩　金銀花　野菊花　甘草　青蒿

功效　清熱解毒，化濕透邪。

適用　發熱，口腔黏膜出現散在皰疹，手、足和臀部出現斑丘疹、皰疹，皰疹周圍可有紅暈，伴咽痛、流涎、倦怠、納差，大便多秘結，舌淡紅或紅，苔膩，脈數，指紋紅紫。

方解　本茶中金銀花、野菊花清熱解毒、涼散風熱；生石膏配知母清肌熱、瀉實火而滋潤胃燥，去胃火除肺燥解煩渴；紫草清熱涼血、化斑解毒、活血透疹；茅根善清熱而不傷腎陰；青蒿清熱、截瘧；藿香芳香化濁、開胃止嘔。高熱、抖動、易驚加羚羊角粉5～10克沖服；便秘加生大黃5～10克；咽喉痛加玄參、板藍根各5～10克；咳嗽加北杏、炙杷葉各5～10克。

宜忌　此為病症初起適用之涼茶，高熱不退之重症者宜速尋醫就診。

石知銀茶

生石膏 （先下）45克	知母 10克	炙麻黃 6克
金銀花 20克	炒北杏 10克	薏米 15克
浙貝母 10克	太子參 10克	甘草 10克

清水4碗煎至1碗半，1日內分2次服用。每日1劑。

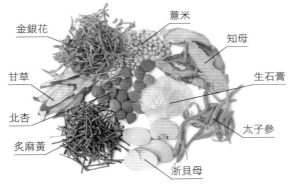

功效 清熱解毒，宣肺化濕。

適用 早期或進展期SARS，症見高熱、汗出不解、咳嗽少痰、胸悶、
氣短氣促、腹瀉、噁心嘔吐、脘腹脹滿、便秘、便溏不爽、口
乾不欲飲、乏力，甚則煩躁不安，舌紅或絳苔黃膩，脈滑數。

方解 石膏配知母能清肌瀉實火，滋潤胃燥，去胃火，除肺燥，解除煩
渴，治溫病實熱；炙麻黃發汗力較弱，偏於平喘止咳；金銀花清
熱解毒；炒北杏溫肺散寒力強，用於寒痰阻肺、咳嗽氣促；薏米
健脾滲濕；浙貝母清肺化痰；太子參生津潤肺；甘草長於清火，
以清熱解毒，潤肺止咳力強。煩躁、舌絳口乾有熱入心營之勢
者，加生地、赤芍、丹皮；噁心嘔吐者加制半夏；便秘者加全瓜
蔞、生大黃；脘腹脹滿、便溏不爽者加焦檳榔、木香。

宜忌 脾胃虛寒，食少便溏者慎用。

連翹菊花蘇葉北杏飲

菊花 10克	連翹 10克	北杏 10克
紫蘇葉 10克	桔梗 10克	薏米 15克
蒼朮 10克	甘草 5克	

清水3碗煎至1碗。每日1劑，連用3日。

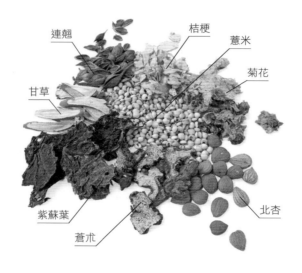

連翹　桔梗　薏米　菊花　甘草　紫蘇葉　蒼朮　北杏

功效　疏風清熱，解表化濕。

適用　偏風熱型的感冒初起，伴有少許咳嗽。

方解　本茶菊花、連翹辛涼解表，北杏宣肺，紫蘇葉解表和中，桔梗利咽，薏米甘之滲濕，蒼朮 燥濕，甘草調和諸藥兼清熱解毒。各藥合用共奏疏風清熱、化濕解表之功。

宜忌　寒症不宜。

陳皮桂枝蘇葉北杏飲

陳皮 5克　　桂枝 5克　　北杏 10克

紫蘇葉 10克　　桔梗 10克　　薏米 15克

蒼朮 10克　　甘草 5克

清水3碗煎至1碗。每日1劑，連服3日。

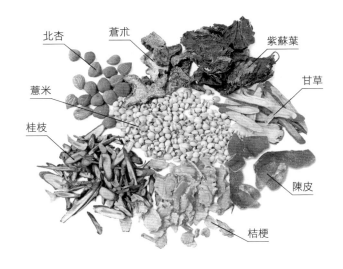

功效　疏風散寒，解表化濕。

適用　甲型H1N1流感的預防。

方解　本茶中用桂枝辛溫解表散寒，北杏宣肺，桔梗利咽，紫蘇葉和中解表，蒼朮、陳皮燥濕，薏米甘溫滲濕，甘草調和諸藥。

宜忌　熱症不宜。

桑菊銀翹蘆根茶

桑葉 12克	菊花 12克	枇杷葉 12克
葛根 15克	薏米 15克	蘆根 15克
連翹 2克	大青葉 15克	金銀花 12克
甘草 6克		

清水3碗煎至1碗。每日1劑，連服3日。

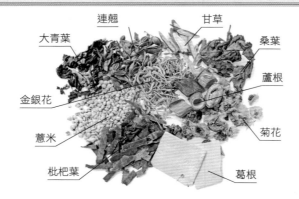

連翹　大青葉　甘草　桑葉　蘆根　菊花　葛根　枇杷葉　薏米　金銀花

功效 清熱、化濕、祛風。

適用 外感風熱或風溫初起的表證。常用於流行性感冒、上呼吸道感染等屬風熱犯肺之輕症者。

方解 本茶以銀翹散加減與桑菊飲加減為主，加入蘆根、葛根等，銀翹散解表之力大，且能清熱解毒，適用於風熱犯衛之熱重寒輕、咳嗽咽痛、口渴等症，為辛涼平劑；桑菊飲解表之力輕，重在宣肺止咳，適用於風熱較輕，邪在肺絡，以咳嗽為主症者，為辛涼輕劑。葛根解肌清熱；蘆根清熱生津；薏米上清肺熱，下利腸胃。諸藥相伍，外散風熱，透邪解表，肺氣宣暢。如咳嗽可加北杏仁12克、桔梗12克。

宜忌 作為預防用，不宜過量，以免傷胃氣。

208

流感茶

板藍根 20克　　　貫眾 20克　　　鴨趾草 10克

甘草 6克

　　清水3碗煎至1碗，溫服。每日1劑，症重體壯者可每日2劑。

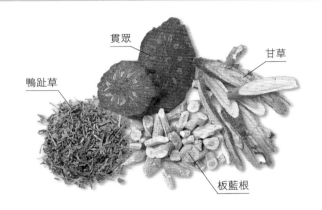

貫眾

甘草

鴨趾草

板藍根

功效 清熱解毒，抗流感。

適用 流行性感冒，症見頭痛、發熱、周身酸楚疼痛、口苦、咽痛、脈浮。

方解 流感以高熱、頭痛、咽喉腫痛為特徵，治宜清熱解毒、利咽。本茶中板藍根、貫眾均能清熱解毒，現代藥理研究表明兩者均有抗菌消炎、抗流感病毒的作用，而貫眾抗流感病毒作用尤為明顯；鴨趾草味甘、淡，性微寒，功能清熱解毒，藥理研究顯示，鴨趾草有明顯的降溫作用，對外感熱證或實熱證所致的高熱效果較好；甘草可調和諸藥。

宜忌 體虛無熱證者不宜使用本茶。孕婦慎用。

銀連黃涼茶

金銀花 15克	連翹 15克	青蒿 15克
薏米 15克	沙參 15克	蘆根 15克
黃芩 10克	柴胡 10克	炒北杏 9克
白蔻仁 （打碎）6克		

清水4碗煎至1碗半，1日內分2次飲用。

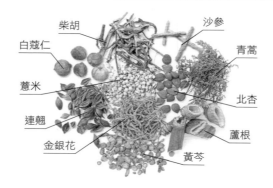

功效 清肺解毒，化濕透邪。

適用 可作預防SARS用，並可用於早期的初起發熱，或有惡寒、頭痛、身痛、肢困、乾咳少痰，或有咽炎、乏力、氣短、口乾、舌苔白或黃膩。

方解 本茶以清熱解毒、涼散風熱、消腫散結的銀花、連翹與和表裡、清濕熱的柴胡為主；輔以清熱解暑、除蒸、截瘧的青蒿、行氣化濕、止嘔的白蔻仁，清熱排膿的薏米，養陰清肺的沙參，生津止渴、解毒的蘆根。諸藥合用，共奏清肺解毒，化濕透邪之功。如無汗者加薄荷；如熱甚者加生石膏、知母；如苔膩甚者加藿香、佩蘭；如腹瀉者加黃連、炮薑；如噁心嘔吐者加制半夏、竹茹。

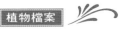

菘藍

科　　屬：十字花科菘藍屬

別　　稱：大青、菘青、大靛、藍靛

形　　態：二年生草本。主根灰黃色。基生葉具柄，長圓形至寬倒披針形；莖生葉長橢圓形或長圓狀披針形，半抱莖。花黃色。短角果矩圓形，扁平；種子一個，橢圓形，褐色。

使用部位：根、葉

主要成分：根含吲哚苷，β-谷甾醇，靛紅，板藍根乙素、丙素、丁素，植物蛋白，多種氨基酸；葉含大青葉素B、葡萄糖芸苔素等。

品質鑒別：根部入藥稱「板藍根」，柔韌、味淡、條長、粗細均勻者佳；葉入藥稱「大青葉」，葉完整、色暗灰綠，產於河北者質優。

使用注意：板藍根性味苦寒，脾胃虛寒、無實熱火毒者慎服。兒童脾胃功能尚未健全，過量服用板藍根易引起消化不良等症狀，應該避免大劑量、長期服用。

功效及應用：

①涼血解毒、清熱利咽是板藍根的重要功效之一，可用於溫毒發斑、舌絳紫暗、痄腮、喉痹、爛喉丹痧、大頭瘟疫、癰腫、丹毒等。

②板藍根具有抗癌作用，臨床使用表明其對食管癌、白血病、淋巴瘤、喉癌及網狀細胞肉瘤等均有療效。

③板藍根中所含的板藍根多糖，可以幫助機體增強免疫力。

④板藍根和大青葉均具有抑菌作用，可抑制和殺滅多種病原微生物。

⑤大青葉有利膽功效，常用於膽囊炎、膽管炎以及肝膽濕熱所致的口苦、肋痛等。

⑥大青葉可清熱瀉火，對腸炎、咽喉炎、扁桃體炎、腮腺炎、牙齦出血等有良效。

經典論述：

（板藍根）清熱解毒，辟疫，殺蟲。——《本草便讀》

藍葉汁，解斑蝥、芫青、樗雞，朱砂，砒石毒。——《本草綱目》

柴芩宣肺茶

連翹 15克	茅根 15克	黃芩 12克
柴胡 10克	羌活 10克	牛蒡子 15克
北杏 10克	金銀花 10克	炙麻黃 6克
甘草 6克		

清水3碗煎至1碗。每日1劑，宜連續服用3～5天。

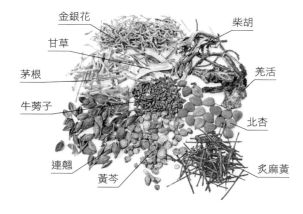

功效 清熱解毒，宣肺透邪。

適用 發熱、惡寒、咽痛、頭痛、肌肉關節酸痛、咳嗽、少痰、苔白。

方解 本茶中柴胡和解表裡、清濕熱；黃芩清熱燥濕、瀉火解毒；炙麻黃發汗力較弱，偏於平喘止咳；北杏溫肺散寒力強；金銀花清熱解毒、涼散風熱；連翹清熱解毒、消腫散結；牛蒡子發散風熱、宣肺透疹；羌活散寒祛風、除濕止痛；茅根涼血止血、清熱利尿；甘草和中。咳嗽甚者加炙枇杷葉、浙貝母；噁心嘔吐者加竹茹、紫蘇葉。

宜忌 脾胃虛寒、泄瀉者忌用。

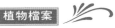

植物檔案

黃芩

科　　屬：唇形科黃芩屬

別　　稱：山茶根、土金茶根、元芩、印頭、子芩、鼠尾芩、空心草

形　　態：多年生草本。莖叢生，具細條紋，近無毛或被上曲至開展的微柔毛。葉對生，披針形至條狀披針形。總狀花序頂生，花偏生於花序一側，花冠紫色、紫紅色或藍紫色。小堅果卵球形，具瘤。

使用部位：根莖

主要成分：黃芩甙、黃芩素、漢黃芩甙、漢黃芩素、黃芩酮Ⅰ、Ⅱ、千層紙黃素A及菜油甾醇。

品質鑒別：根莖入藥稱「黃芩」，條長、質堅實、色黃，產於河北承德者質優。

使用注意：脾肺虛熱、食少便溏者禁服。黃芩切片後不宜曝曬，否則易變色。

功效及應用：

①黃芩可清熱解毒，對濕熱所致的多種病症，如癰腫瘡毒、肺熱咳嗽、感冒發熱等均有效。口服黃芩煎劑可防治猩紅熱。

②止血安胎是黃芩的主要功效，對胎熱不安、吐血、咯血、便血、崩血有療效。

③黃芩對流感病毒、皮膚性真菌、痢疾桿菌、白喉桿菌等多種病菌都有抑制作用。

經典論述：

　　主諸熱黃疸，腸澼，泄利，逐水，下血閉，（治）惡瘡，疽蝕，火瘍。——《本經》

　　療痰熱，胃中熱，小腹絞痛，消穀，利小腸，女子血閉，淋露下血，小兒腹痛。——《名醫別錄》

　　上行瀉肺火，下行瀉膀胱火，（治）男子五淋，女子暴崩，調經清熱，胎有火熱不安，清胎熱，除六經實火實熱。——《滇南本草》

今日涼茶

清熱流感茶

貫眾 29克   板藍根 20克   崗梅根 20克

金銀花 15克   大青葉 15克

清水4碗煎至1碗，熱盛體壯者涼服，熱盛腸胃差者溫服。每日1劑。

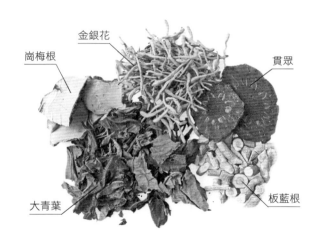

金銀花 / 崗梅根 / 貫眾 / 大青葉 / 板藍根

功效 清熱解毒，抗流感。

適用 外感熱邪引起的發熱、四肢疼痛、頭痛、鼻塞流涕、咽痛、口苦、苔黃。

方解 本茶中板藍根、大青葉苦寒清熱，能抗流感；貫眾、金銀花清熱瀉火，解毒；崗梅根利咽散結，療咽痛。諸藥合用，共成抗流感、防流感之方。

宜忌 體虛流感者忌用。脾胃虛寒者忌之。孕婦慎用。

葛芩和胃茶

魚腥草 30克	葛根 20克	茅根 20克
連翹 15克	黃芩 10克	蒼朮 10克
藿香 10克	薑半夏 10克	白芷 10克
厚朴 6克	黃連 6克	

清水3碗煎至1碗。每日1劑，宜連用3～5劑。

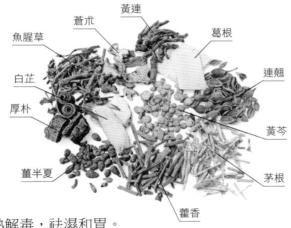

功效 清熱解毒，祛濕和胃。

適用 發熱，或惡寒、頭痛、肌肉關節酸痛、噁心、嘔吐、腹瀉、腹痛、舌苔白膩、脈浮滑，中醫診斷為毒邪犯及脾胃，濕濁內蘊，腸胃失於和降之症。

方解 本茶中魚腥草清熱解毒、利尿消腫；葛根解肌退熱而生津；茅根清熱涼血而利尿；連翹清熱解毒而消腫散結；黃芩清熱瀉火而燥濕；蒼朮燥濕健脾而散寒；藿香解表化濁；薑半夏降逆止嘔；白芷祛風止痛；厚朴理氣、破積、散滿；黃連瀉火解毒。腹痛甚者加祛白芍、炙甘草；咳嗽重者加炒北杏、蟬蛻。

宜忌 脾胃虛寒及有陰性瘡瘍者忌用。

今日涼茶

三黃梔子茶

黃連 1克　　　　黃芩 15克　　　　黃柏 10克

生石膏 (先下) 15克　　梔子 6克

　　清水2碗（若合用三仁束加減時則3碗），煎至1碗。每日1劑，分1～2次飲用。宜連用3日。

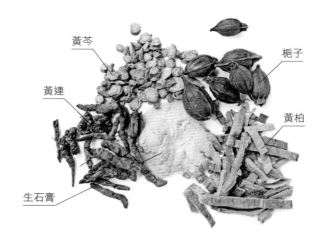

黃芩　　　　　　　　　　　　　　　梔子
黃連
　　　　　　　　　　　　　　　　　黃柏
生石膏

功效　清熱解表，化濕透疹。

適用　濕熱困遏脾胃，除手足口有瘡癤外，伴有發熱、煩躁不安、大便乾結、熱重於濕者。

方解　本茶以主治三焦火毒熱盛症的黃連解毒束加減。大苦大寒的黃連清瀉心火，黃芩清上焦之火，佐以黃柏瀉下焦之火，又以梔子通瀉、導熱下行。濕熱並重者，可用黃連解毒湯合三仁束加減：常用黃連1克，黃芩、生石膏、滑石各15克，黃柏、北杏、淡竹葉各10克，梔子、通草各6克，白蔻仁（後下）3克，薏米30克煎服。

宜忌　此茶多為寒涼中藥，小兒不宜多飲，應在醫生指導下服用。

雙花蒲公英茶

金銀花 10～20克　　　野菊花 10～20克　　　蒲公英 10～20克

連翹 10～20克　　　大青葉 10～20克

清水2碗半煎至大半碗，每日1次，或每日分2次服用。

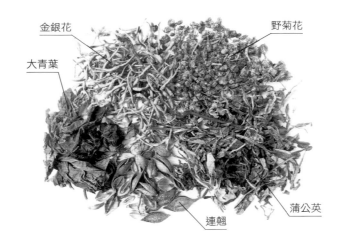

金銀花　　　　　　　　　　　　　　野菊花

大青葉

連翹　　　　蒲公英

功效　清熱瀉脾，解毒涼血。

適用　手足口病的預防。

方解　金銀花、野菊花能清熱解毒、涼散風熱；現代藥理認為蒲公英除了清熱解毒、利尿通淋外更主要有抗菌功效；而連翹、大青葉除清熱解毒外能清腫散結和涼血消斑。五者合一，能清熱瀉脾、解毒涼血，防溫病的邪熱毒入侵。

宜忌　本品由清熱解毒中草藥組成，大多性寒涼，小兒不如成年人強壯，不宜多飲，應在醫生的指導下服用。

今日涼茶

沙參麥冬茶

沙參 10克　　　　麥冬 10克　　　　玉竹 10克

桑葉 10克　　　　甘草 10克　　　　天花粉 10克

白扁豆 10克

清水3碗煎至1碗，1日內分2次飲用。

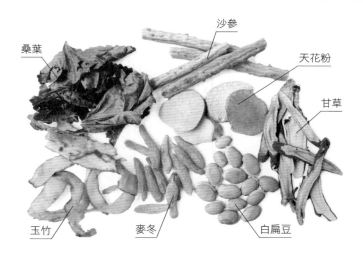

桑葉　　沙參　　天花粉　　甘草　　玉竹　　麥冬　　白扁豆

功效　清養肺胃，生津潤燥。

適用　燥傷肺胃陰津，症見咽乾口燥，或身熱、乾咳、舌紅苔少、脈細數者的手足口病恢復期。

方解　此茶出自《溫病條辨》。手足口病恢復期時，常見咽乾口燥，或身熱，或乾咳，舌紅少苔等，治宜燥傷肺胃陰津為主。沙參、麥冬甘涼滋潤之品以清心保肺。

宜忌　非陰虛肺燥而屬寒嗽者忌用，宜在醫生指導下服用。

金水六君茶

當歸 10克　　　　熟地 10克　　　　陳皮 10克

半夏 10克　　　　茯苓 10克　　　　炙甘草 10克

生薑 2片

　　清水3碗煎至1碗，1日內分2次飲用。每日1劑。宜連用3日。

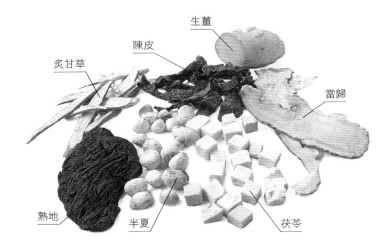

生薑
陳皮
炙甘草
當歸
熟地
半夏
茯苓

功效　益氣健脾，燥濕化痰。

適用　痰涎明顯。

方解　此茶為源於《醫學正傳》中的六君子東加減。陳皮理氣散逆；半夏燥濕除痰；陳皮側重於益氣健脾，行氣化滯，適用於脾胃氣虛兼氣滯證，配伍陳皮重在益氣和胃，燥濕化痰，適於脾胃氣虛兼有痰濕之證。

宜忌　陽虛燥咳者忌用。宜在醫生指導下服用。

清瘟敗毒飲

生石膏 (先下) 30克　　紫草 15克　　　赤芍 10克

水牛角 (先下) 30克　　生地 15克　　　牡丹皮 10克

黃芩 15克　　　　　黃柏 10克　　　淡竹葉 10克

連翹 15克　　　　　知母 10克　　　玄參 10克

梔子 6克　　　　　黃連 1克

生石膏、水牛角先煎10分鐘，清水3碗煎至1碗，分1～2次飲用。每日1劑。

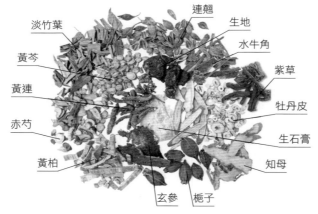

功效　清熱解毒，透營去濕。

適用　毒熱重證。表現為壯熱不退，夜晚甚；頭痛、口痛劇烈；手足甚至臀部皰疹密集，色澤紫暗或成簇出現；皰液渾濁或濃黃，伴小便黃赤、大便乾結、舌苔黃厚或黃燥。

方解　本茶以主治瘟疫熱毒的清瘟敗毒散，加入清熱燥濕的黃柏，清熱涼血、化斑解毒、活血透疹的紫草，旨在加強消皰疹。用大劑量生石膏以清陽明經熱，並用瀉火、涼血以使氣血兩清，共

奏清熱解毒、透營去濕之功。

宜忌 此茶均為寒涼之藥，小兒應在醫生指導下服用。

黃連生地茶

黃連 1克　　　燈芯花 1克　　　甘草 3克

通草 5克　　　生地 15克

清水3碗煎至1碗，1日內分2次飲用。每日1劑，宜連用3日。

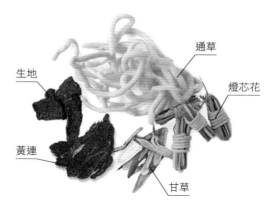

功效 清心，利水，養陰。

適用 心胸煩熱、口渴而口腔症狀明顯者。

方解 本茶為瀉心導赤散加減，導赤散源於《小兒藥證直訣》，為清心、利水、養陰的常用方劑，用於口腔炎、鵝口瘡、小兒夜啼等心經有熱者。加入清瀉心火的黃連；清心火、利小便的燈芯花；生地則甘涼而潤，清心熱而涼血滋陰，使之利水而不傷陰，補陰而不戀邪。諸藥合用，共成清熱、利水、養陰之劑。

宜忌 脾胃虛弱者慎用，宜在醫生指導下服用。

今日涼茶

清燥救肺茶

生石膏 (先下) 25克　　麥冬 15克　　　桑葉 10克

太子參 10克　　　　甘草 10克　　　胡麻仁 10克

阿膠 10克　　　　炙枇杷葉 10克　　北杏 10克

清水3碗煎至1碗，1日內分2次飲用。

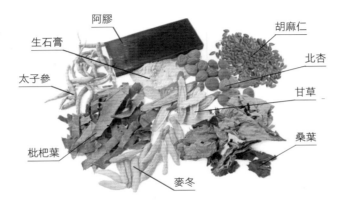

阿膠
生石膏
胡麻仁
太子參
北杏
甘草
枇杷葉
桑葉
麥冬

功效 清燥潤肺，益氣養陰。

適用 溫燥傷肺、氣陰兩傷之咳嗽，症見乾咳無痰、氣逆易喘、心煩口渴、胸膈滿悶、咽乾鼻燥者。

方解 此茶源於《醫門法律》的清燥救肺湯，以益氣健脾、生津潤肺和太子參代替人參，藥性平和，更合適於小兒之用。本茶用桑葉清透肺中燥熱之邪，為君藥；生石膏辛甘而寒、清泄肺熱，麥冬甘寒、養陰潤肺，共為臣藥；太子參益氣、生津、潤肺，麻仁、阿膠養陰潤肺，杏仁、炙枇杷葉降泄肺氣，均為佐藥；甘草兼能調和諸藥，以為使。合為湯茶，則肺金之燥熱得以清宣，肺氣之上逆得以肅降，則燥熱傷肺諸證自除。

宜忌 脾胃虛寒泄瀉、胃有痰飲濕濁及暴感風寒咳嗽者忌用。

植物檔案

枇杷

科　　屬：薔薇科枇杷屬

別　　稱：虛桔、盧橘

形　　態：常綠小喬木。葉互生、革質，長橢圓形至倒卵狀披針形。花芳香，花瓣白色。梨果黃色或橙色，肉甜可食。

使用部位：葉、果實

主要成分：苦杏仁甙、氫氰酸、苯甲醛、維生素B1、維生素C等。

品質鑑別：葉入藥稱「枇杷葉」，色灰綠，完整、無雜質者佳；果實入藥稱「枇杷」，以大小適中、表皮橙黃帶紅、飽滿多汁，產於廣東者質優。

使用注意：肺寒咳嗽及胃寒嘔吐者忌用枇杷葉。脾虛泄瀉、糖尿病患者不宜食用枇杷果實。

功效及應用：

①枇杷葉所含的苦杏仁甙和氫氰酸，使本品具有較強的潤肺、止咳、祛痰的作用，主治因肺燥引起的咳嗽痰黃、咳血咽乾等症。用鮮枇杷葉配伍淡竹葉煎汁服用可治療聲音沙啞。

②和胃止嘔是枇杷葉的另一重要功能，對胃熱嘔噦、胃虛氣逆、噁心嘔吐等有一定療效。

③枇杷葉中含有抗癌活性的成分，實驗證明它們對多種癌症細胞具有抑制作用。

④枇杷葉寒涼消炎，取鮮枇杷葉燒熱外敷，可治療肩周炎。

⑤取鮮枇杷葉刷去背毛，煎成濃汁給患兒在睡前和清晨空腹服用，對蟯蟲病有效。

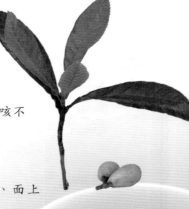

⑥枇杷果清肺、生津、止渴，可治療肺熱和咳嗽、久咳不癒、咽乾口渴及胃氣不足。

經典論述：

　　　　主卒宛不止，下氣。——《名醫別錄》

　　　　煮汁飲之，止渴，治肺氣熱嗽及肺風瘡，胸、面上瘡。——《食療本草》

　　　　清肺氣，降肺火，止咳化痰，止吐血嗆血，治癭瘻熱毒。——《本草再新》

今日涼茶

黃芩山梔茶

黃連 1克　　　燈芯花 1克　　　梔子 6克

茯苓 10克　　　黃芩 15克　　　生地 15克

滑石 15克　　　蘆根 15克　　　生石膏 （先下）30克

清水3碗煎至1碗，1日內分2次飲用。每日1劑，宜連用3日。

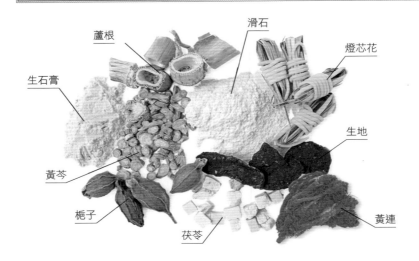

蘆根　　滑石　　燈芯花

生石膏　　生地

黃芩　　梔子　　茯苓　　黃連

功效 清熱解毒，疏表透營。

適用 透疹外出，手足皰疹症狀明顯的發疹期。

方解 黃芩配伍滑石乃清熱與利濕並用；梔子清熱降火、除煩利尿、涼血散瘀、祛濕解毒；黃連瀉火解毒、清熱燥濕；燈芯花清熱利尿；生地養陰清熱；蘆根清熱、生津、利尿；生石膏辛甘而寒、清泄肺熱；茯苓健脾利濕。

宜忌 脾胃虛寒、無濕熱實火者忌用，宜在醫生指導下服用。

植物檔案

黃連

科　　屬：毛茛科黃連屬

別　　稱：雅連、川連、味連

形　　態：多年生常綠草本。根狀莖向上多分枝，形如雞爪，節多而密，有極多鬚根，外皮黃褐色，斷面黃色，味極苦。3出羽狀複葉自根莖上叢生。小花聚成圓錐狀聚傘花序，花淡黃色。菁葖果長卵形。

使用部位：根莖

主要成分：多種異喹啉類生物鹼，以小蘗鹼含量最高，為5%～8%，尚含黃連鹼、甲基黃連鹼、巴馬亭、藥根鹼、表小蘗鹼及木蘭花鹼等；酸性成分有阿魏酸，氯原酸等。

品質鑑別：根莖入藥稱「黃連」，條粗壯、質堅實、斷面紅黃色，產於四川者質優。

使用注意：胃虛嘔惡、脾虛泄瀉、腎瀉者慎服。脾胃虛寒者忌用。苦燥傷津、陰虛津傷者慎用。

功效及應用：

①黃連具有清熱燥濕的功效，主治腸胃濕熱所致的腹瀉、痢疾、嘔吐等，對心火亢盛，煩躁失眠，胃火熾盛均有療效。

②黃連性苦寒，瀉火解毒、消炎鎮痛的功能突出，可治療癰腫瘡毒、眼耳腫痛熱盛、迫血妄行、吐血衄血等。用黃連65g加9碗清水煮沸3次（每次沸騰15分鐘），用煎液浸洗患部1～3小時，對化膿性骨髓炎有效。

③黃連還可有效抗菌，用黃連浸液洗腳可治療腳氣。

④黃連可降血壓和血糖，口服黃連素片對高血壓和糖尿病均有效。

經典論述：

　　惡白僵蠶，忌豬肉，惡冷水。殺小兒疳蟲，點赤眼昏痛，鎮肝，去熱毒。——《藥性論》

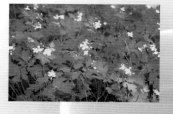

　　黃連大苦大寒，用之降火燥濕，中病即當止。——《本草綱目》

黃連石膏茶

黃連 1.5克　　　生石膏 (先下) 25克　　黃柏 10克

薄荷 (後下) 3克　　赤芍 10克　　　　葛根 10克

　　清水3碗，生石膏先煎10分鐘，再下各藥材，煎至1碗時下薄荷燜3分鐘。每日1劑，分1～2次飲用。

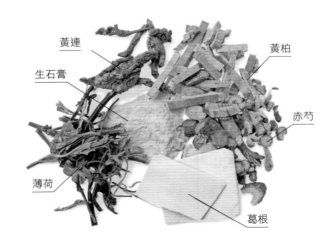

黃連　黃柏　生石膏　赤芍　薄荷　葛根

功效　清涼解表，疏風散熱。

適用　手足口病前驅期，以濕熱壅肺為主。症見發熱、微惡風、咽痛、頭痛酸楚、咳嗽、流涕、舌苔薄黃、脈浮數。

方解　本茶中黃連瀉火解毒、清熱燥濕，常用於熱毒壅盛、溫病化熱；石膏清熱瀉火、除煩止渴，有利於瀉肺熱、止喘咳；黃柏清熱燥濕；薄荷散風、清熱、解表；而赤芍、葛根能清熱涼血、解肌生津。合為湯茶，有清涼解表、疏風散熱之功。

宜忌　此茶多為寒涼中藥，小兒不宜多服，應在醫生指導下服用。

滑石連翹茵陳茶

滑石 15克　　　　連翹 15克　　　　茵陳 10克

藿香 10克　　　　石菖蒲 10克　　　射干 10克

川貝母 10克　　　薄荷 （後下）3克　　通草 5克

白蔻仁 （後下）3克　　生石膏 （先下）30克

　　清水3碗，生石膏先煎10分鐘，再下各藥材，煎至1碗時下薄荷、白蔻仁燜3分鐘。每日1劑，分1～2次飲用。

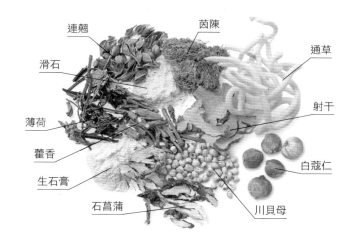

連翹　　茵陳　　通草

滑石

薄荷　　　　　　射干

藿香

生石膏　　　　　白蔻仁

石菖蒲　　　川貝母

功效　清熱解表，化濕透疹。

適用　以濕熱困遏脾胃為主，手足皮膚、口咽部多見皰疹，局部還見瘙癢等的濕重於熱者。

方解　本茶中滑石、茵陳清熱利濕；石菖蒲、藿香辟穢和中，宣濕濁之壅滯；白蔻仁芳香悅脾，使氣暢濕去；連翹、射干、川貝母、薄荷、通草、生石膏解毒利咽，散結消腫。

宜忌　此茶多為寒涼中藥，應在醫生指導下服用。

青天葵貓爪草茶

青天葵 10克	貓爪草 12克	板藍根 10克
生地 12克	土茯苓 20克	

清水2碗煎至半碗。每日1劑，分2次服，連服3天。

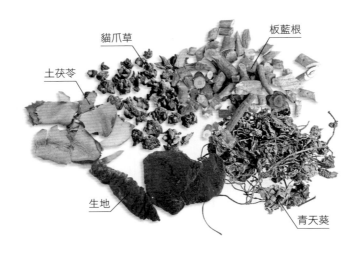

貓爪草
板藍根
土茯苓
生地
青天葵

功效 清熱，解毒，散結，消炎。

適用 流行性腮腺炎之重症，症見腮腫，腮痛拒按，咀嚼困難，舌紅，苔黃等。

方解 本茶中青天葵清熱退熱；貓爪草軟堅散結；板藍根抗病毒以消炎散結；生地涼血清熱；土茯苓清熱散結。諸藥合用，能清解熱毒，散結消炎。腮部漫腫，硬結不散者加風栗殼10克、夏枯草10克；熱毒盛而大便秘者加大黃5克。

宜忌 脾胃虛寒，便溏者不宜使用本方。

疏風清熱散結茶

板藍根 12克　　　夏枯草 12克　　　金銀花 10克

蒲公英 10克　　　連翹 10克

頭煎清水2碗半煎至大半碗；二煎清水1碗半煎至半碗。
早晚分服。每日1劑。

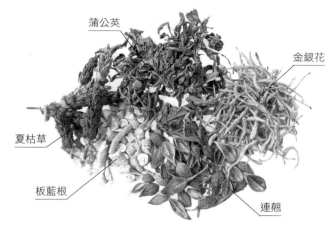

蒲公英

金銀花

夏枯草

板藍根

連翹

功效　疏風散結，清熱解毒。

適用　流行性腮腺炎屬濕毒在表之證。症見輕微發熱惡寒，一側或兩側腮腺部漫腫疼痛，或有咽紅、舌苔微黃、舌質紅。

方解　本茶中金銀花、連翹清熱解毒；板藍根、蒲公英抗病毒以消炎；夏枯草、金銀花、蒲公英又能解毒，散結消腫。諸藥合用，既清熱解毒，又散結消腫。用於腮腺炎的早期及症狀較輕者，也可用作預防流行性腮腺炎。便結者加大黃5克（後下）；腮腫甚者加海藻6克。腮腫疼痛者可用青黛粉加白醋調勻後塗抹腫脹部位；也可用紅糖加蘆薈或仙人掌搗爛敷腮腫部位，以加快腫脹的消退及減輕疼痛。

宜忌　脾胃虛寒者忌用。

三黃南板藍根茶

南板藍根 15克　　大青葉 15克　　黃芩 10克

黃連 10克　　黃柏 10克　　大薊 10克

小薊 10克

清水3碗煎至1碗，1日內分2次飲用。

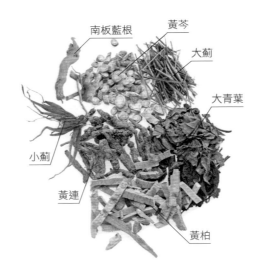

南板藍根　黃芩

大薊

大青葉

小薊

黃連

黃柏

功效　瀉火解毒，清熱涼血。

適用　預防流腦、乙型腦炎、感染性流行性疾病，適用於瘟疫疫情嚴重的地區。

方解　本茶中黃芩、黃連、黃柏性寒味苦，能瀉火清內熱，合而能泄三焦熱盛；南板藍根、大青葉有清熱、涼血、解毒、清利咽喉的作用，常用於流感、大頭瘟毒等症；大薊、小薊有涼血、止血、祛瘀、消腫的作用，主要用於治療出血症、感染性疾病。

宜忌　虛寒及寒濕者忌用。

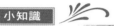

小知識

中藥薰蒸預防疫病

中藥噴灑：用等份的石菖蒲和艾葉加水煮沸15分鐘，藥液加水兌成含生藥約20%～30%的濃度，噴灑於地面和空氣中。

燒熏：用等份的石菖蒲和艾葉燒熏，以煙霧適中為宜，過濃會導致呼吸困難、咽喉不適和噁心等症。用青蒿燒熏則可驅避蚊蟲叮咬。

薰蒸：每立方米空間用食醋5～10ml加水一倍稀釋後加熱，每次薰蒸1～2小時，每天或隔天薰蒸一次，可根據疫情連續薰蒸3～6天。

大青葉連翹茶

藿香 20克　　　大青葉 15克　　　連翹 15克

香薷 (後下) 15克　　葛根 15克　　　黃柏 15克

蒼朮 15克　　　石菖蒲 12克　　　柴胡 10克

厚朴 10克　　　甘草 3克

　　清水3碗煎至1碗。每日1劑，分2～3次飲用，體弱者酌減，連服10天，並據疫情調整。亦可按比例熬「大鍋湯」供多人飲用。

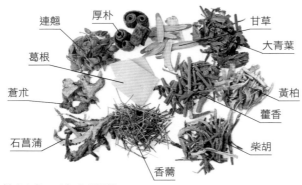

連翹　厚朴　　　　　甘草

葛根　　　　　　　　大青葉

蒼朮　　　　　　　　黃柏

　　　　　　　　　　藿香

石菖蒲　　　　　　　柴胡

　　　香薷

功效　清熱解毒，涼血消滯。

適用　感冒，同時體內有暑濕積蓄，出現身體沉重、肩背疼痛、不思飲食、大便爛、腹脹悶、舌苔厚且濕潤等症狀。

方解　本茶中大青葉、連翹能清熱解毒、涼血消斑；香薷能發汗解表、和中利濕；葛根能解肌退熱、升陽止瀉；藿香能芳香化濁、開胃止嘔；柴胡能和解退熱、舒肝解鬱；黃柏能清熱燥濕；石菖蒲能開竅豁痰；蒼朮、厚朴能燥濕健脾、化痰；甘草調和諸藥。

宜忌　寒濕及虛寒體質者忌用。

清瘟敗毒散

知母 12克	甘草 6克	生地 15克
黃連 10克	梔子 12克	黃芩 12克
赤芍 10克	玄參 12克	牡丹皮 10克
水牛角 30克	淡竹葉 12克	生石膏 （先下）30克
桔梗 10克	連翹 12克	

清水3碗煎至1碗，分1～2次飲用。每日1劑。

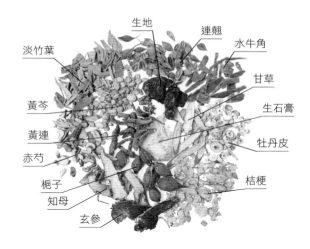

淡竹葉　生地　連翹　水牛角　甘草　生石膏　牡丹皮　桔梗　玄參　知母　梔子　赤芍　黃連　黃芩

功效　清熱解毒，涼血瀉火。

適用　疫區防疫，主治瘟疫熱毒，氣血兩燔。

方解　本茶糅合了清熱的白虎湯、涼血的犀角地黃湯和解毒的黃連解毒湯，有瀉火解毒作用，適用於地震等災害中損傷初起、熱度亢盛的人群，尤適用於高熱頭痛、煩躁口渴等熱證者。

宜忌　虛寒及體弱者忌用。

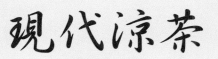

現代涼茶

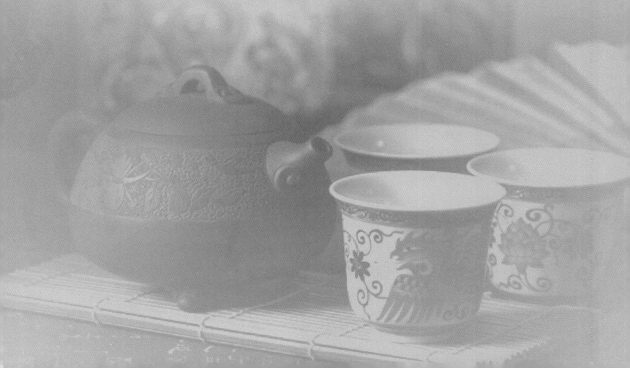

大海欖茶

膨大海 2枚　　　　桔梗 10克　　　　木蝴蝶 6克

甘草 6克　　　　鹹柑橘 適量

　　用涼開水將藥物稍作清洗，加入鹹柑橘，沸水沖泡，加蓋燜20分鐘，代茶頻飲。每日1劑。

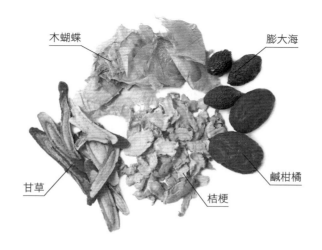

木蝴蝶　　　　　　　　　　膨大海

甘草　　　　　　　　　　　　鹹柑橘

桔梗

功效　清音利咽。

適用　急性咽炎恢復期，慢性咽炎，症見咽部乾澀，喉癢不舒，時發清嗓聲，或咳嗽，咽喉壁濾泡增生，甚至聲音嘶啞。

方解　本茶中膨大海甘淡而性涼，清肺利咽，開音，為喉科之要藥，《本草正義》謂其能：「開音治瘖，爽咳豁痰。」木蝴蝶性涼，清肺利咽；桔梗宣肺祛痰，清泄上焦，能載諸藥上行，起提壺揭蓋之效；甘草緩急和中而調諸藥；鹹柑橘，是嶺南年橘的醃製品，功能利咽化痰，也可用九制陳皮、九制檸檬等代替。諸藥合用，使肺熱得清，咽喉得利，而咽炎自解。

宜忌　忌食辛辣、酒類等刺激物。

白雲山涼茶

天冬 12克　　　　麥冬 12克　　　　金銀花 15克

雞蛋花 12克　　　涼粉草 10克　　　鮮茅根 30克

甘草 6克

　　若自行在家熬製，可用清水3碗煎至1碗飲用。每日1劑。

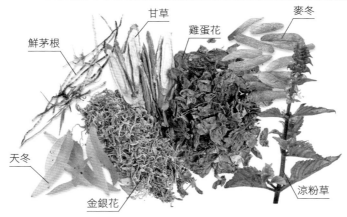

鮮茅根　　甘草　雞蛋花　　麥冬　天冬　金銀花　涼粉草

功效　滋陰，生津，潤燥，清熱解毒。

適用　風熱感冒、咽喉炎、腮腺炎、急慢性炎症。

方解　本茶中以天冬、麥冬為君藥，甘寒清潤，均能養陰清熱、潤燥生津。天冬滋腎潤肺；麥冬益胃清心。雙須使用，能滋陰潤燥、清心胃腎之虛熱，且有金水相生、暢利三焦之妙用。金銀花清熱解毒、涼散風熱；雞蛋花清熱、利濕、止咳；涼粉草清暑、解渴、除熱毒；鮮茅根涼血、止血、清熱、利尿，鮮用更鮮甜效力好；甘草調和諸藥君、臣、佐、使共濟，清熱下火而不傷正氣，解毒利咽而養陰生津。

宜忌　因藥性平和，宜陰虛火旺者用。

山楂糖茶

山楂 30克　　　　　**白糖** 適量

　　山楂清水2碗煎至1碗，去渣加白糖調味飲用。亦可沸水沖泡，加蓋燜焗後加糖飲用。

仙楂

功效 消食化滯，活血化瘀，降血壓，降血脂。

適用 高血壓、高血脂、飲食積滯、濕熱下利、產婦惡露不盡。

方解 本茶中山楂化食積，行結氣，健胃寬膈，消血痞氣塊，止瘀，消肉積。現代藥理認為山楂有降血壓，強心，抗心律不齊，增加冠狀動脈血流量，降血脂以及抑菌、助消化等作用。

龍井大蒜茶

龍井茶 30克　　　　**整頭大蒜** 1個

　　大蒜去皮搗爛成醬狀，與茶葉一起入壺中，沸水沖泡，代茶頻飲，每日1劑。

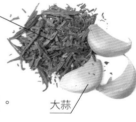
龍井茶
大蒜

功效 解毒，殺菌，止痢。

適用 慢性痢疾。

方解 本茶中龍井茶清熱、消食、提神、利尿、解毒；大蒜行滯氣、暖脾胃、消癥積、解毒、殺蟲。二者合用，清熱解毒、殺菌止痢。

宜忌 虛寒體質者慎用。

苦瓜乾茶

苦瓜乾 15～30克

　　清水2碗煎至1碗飲用。亦可將苦瓜乾放入茶盅內，沸水沖泡，加蓋燜片時飲用。

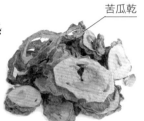

苦瓜乾

功效　清暑除熱，明目解毒。

適用　感暑身熱、暑癤、急性眼結膜炎、濕熱下利。

方解　本茶中苦瓜乾味苦性寒，除熱解煩，清心明目。

宜忌　本茶性寒涼，脾胃虛寒者慎用。

減肥三葉茶

荷葉 12克　　　　　番瀉葉 10克　　　　　綠茶 10克

　　荷葉、番瀉葉切成絲狀，與綠茶混合後分成2等份，上、下午各1份，沸水沖泡代茶頻飲。每日1劑。

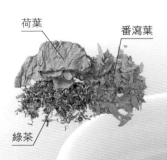

荷葉

番瀉葉

綠茶

功效　瀉熱行滯，瘦身減肥。

適用　肥胖兼見大便不通者。

方解　本茶中荷葉輕身令人瘦，是減肥輕身的柔輕之品；番瀉葉瀉熱行滯，通便利水；綠茶葉消脂減肥。三藥合用，共奏瀉熱減肥，消脂瘦身之效。

宜忌　肥胖見脾虛便溏者忌用。

239

薄荷薑糖茶

薄荷 5克　　　　龍井茶 10克　　　　生薑汁 半湯匙

白糖 適量

薄荷和龍井茶放入茶盅內,加適量沸水沖泡,加蓋燜10分鐘,去渣,加入薑汁、白糖調均飲用。每天1次,連服3日,可預防流感。

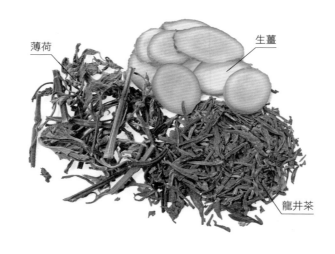

薄荷　　生薑　　龍井茶

功效　清熱解表,祛寒和胃,調和胃氣。

適用　流感和感冒風寒的預防與治療。

方解　本茶中薄荷味辛性涼,有疏風散熱、消炎鎮痛、健胃祛風的作用;生薑汁味辛性溫,解表熱並散裡寒,止嘔除痰;龍井茶味甘苦,性微寒,可清熱、消食、提神、利尿、解毒;白糖潤燥和胃。

宜忌　老少皆宜,小兒劑量減半。

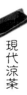

罐裝／盒裝涼茶 (植物飲料)

品名	功效	基本原料	適宜
黃振龍涼茶（金裝）	清熱解表、生津利尿	果糖、葡萄糖、蒲公英、葛根、蘆根、金銀花、桔梗、桑葉、淡竹葉	上火、長期熬夜的人群
王老吉	清熱下火	水、白砂糖、涼粉草、雞蛋花、布渣葉、菊花、金銀花、夏枯草、甘草	上火，長期熬夜的人群
鄧老涼茶	清熱排毒、平衡養生	水、白砂糖、金銀花、野菊花、蒲公英、桑葉、茅根、甘草	陽虛體質、體質虛弱的老人和小孩、注重保健美容的年輕女性
白雲山涼茶	養陰清熱	水、白砂糖、金銀花、甘草、天冬、麥冬、玄參	體虛而上火，或陰虛火旺人士、長期熬夜者
潘高壽涼茶（清潤低糖）	消暑、利咽、消炎	水、白砂糖、蜂蜜、金銀花、菊花、荷葉、槐花、甘草、蒲公英	咳嗽、喉炎患者
念慈庵植物飲料（清新型）	清涼潤喉	水、白砂糖、桑葉、膨大海、桔梗、紫蘇葉、菊花、薄荷、淡竹葉、玉竹、陳皮、甘草	咽炎患者，或長期聲音沙啞人士，如從事教師等職業的人群
念慈庵植物飲料	消炎利咽	水、白砂糖、紫蘇葉、桔梗、薄荷、淡竹葉、玉竹、陳皮、甘草	咽痛、聲啞者
百方羅漢果涼茶	清肺熱、祛痰火	水、白砂糖、羅漢果、葛根、鮮蘆根、蒲公英、淡竹葉、菊花、桑葉	煙酒過多、咽炎痰多者
福慶堂涼茶（貫煎王）	養陰清熱、消炎利咽	水、白砂糖、生地、熟地、白芍、麥冬、丹參、甘草	咽炎患者、陰虛者
福慶堂涼茶（清熱王）	清熱瀉火	水、白砂糖、崗梅根、金沙藤、金櫻根、五指柑、火炭母、山芝麻、淡竹葉、布渣葉	青壯年有實火者

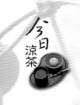

品名	功效	基本原料	適宜
上清飲涼茶	清熱解暑、消炎生津	水、白砂糖、藿香、蘆根、甘草	夏暑時作消暑之用
寶芝林植物飲料	清熱解毒、化滯利水	水、白砂糖、雞蛋花、金銀花、菊花、甘草、夏枯草、木棉花、涼粉草	上火、膩滯、消化不良人群
下火王涼茶	清熱下火	水、白砂糖、涼粉草、夏枯草、甘草、菊花、金銀花、布渣葉、雞蛋花	陰虛亢熱人群
清心堂涼茶	清熱利濕	水、白砂糖、涼粉草、雞蛋花、布渣葉、淡竹葉、蒲公英、甘草	口苦、濕熱所致膩滯
溪王草涼茶飲料（紅至尊）	清熱祛濕	水、白砂糖、涼粉草、藿香、菊花、金銀花、甘草	肝膽濕熱型的人群
溪王草涼茶飲料（藍金鑽）	清熱祛濕、消暑解毒	水、白砂糖、藿香、菊花、金銀花、甘草、薄荷	上火、肝陽亢進或口氣大、消化不良人群
溪王草涼茶飲料（酒前茶）	清利祛濕、護肝	水、白砂糖、蜂蜜、葛花、茅根、淡竹葉、桑葉、甘草	宜餐前進飲
溪王草涼茶飲料（酒後茶）	清利消滯、養肝護肝	水、白砂糖、蜂蜜、葛花、茅根、淡竹葉、桑葉、桑椹子、葛根、甘草	宜於餐後進飲，或煙酒過多人士
潤心堂涼茶	消炎利咽、潤喉	水、白砂糖、桑葉、淡竹葉、菊花、金銀花、羅漢果、茅根、蘆根	咽炎、喉炎人群，或咽喉不適者
夏桑菊	清肝明目、清熱解毒	夏枯草、桑葉、野菊花、甘草	體虛易上火者
陳李濟植物飲料	清熱解毒、健脾去濕	金銀花、菊花、茅根、荷葉、薏米、蒲公英	夏暑時作消暑之用

附錄一：部分藥材常用別名對照表

文中所用稱謂	常用別稱	文中所用稱謂	常用別稱
白花茶	扭肚藤	涼粉草	仙草、仙人草
白蔻仁	白豆蔻、白蔻	龍芽草	仙鶴草
百眼藤	雞眼藤、爬山虎	蘆根	葦根、蘆頭
蚌花	蚌蘭花	馬齒莧	長壽菜、馬蛇子菜、瓜子菜、豬母草
黃芪	北芪	馬蹄	荸薺
川萆薢	綿萆薢、大萆薢	牡丹皮	丹皮
草決明	決明子	木蝴蝶	千張紙、玉蝴蝶、白故紙、破布子
臭草	芸香、臭艾、小香草	薺菜	菱角菜
川牛膝	牛膝、懷牛膝	三七	田七
燈芯花	燈芯草	射干	烏扇、蝴蝶花、扁竹、紫蝴蝶
佛耳草	鼠曲草、鼠耳草	神麴	藥麴
茯苓	赤茯苓、白茯苓	生地/熟地	生地黃/熟地黃
紅花	川紅花、刺紅花、散紅花	天花粉	栝樓根、白藥
厚朴	川朴、赤朴、烈朴、厚皮	塘蒿菜	野油菜、雞肉菜、甘油菜、野蒿菜
虎杖	斑杖根、大葉蛇總管、黃地榆	土茯苓	紅土苓、土萆薢、山牛、土苓
淮山	山藥、淮山藥	五指柑	佛手柑
槐花	槐米、懷花	玄參	元參
黃柏	關黃柏、黃蘗、元柏、檗木	一點紅	羊蹄草
黃芩	山茶根、土金茶根	薏米	薏苡仁、苡米
藿香	廣藿香	茵陳	綿茵陳、茵陳蒿、白蒿、絨蒿、猴子毛
金剛頭	菝葜、金剛刺、九牛力	露兜	野鳳梨
金錢草	廣金錢草	金鈕扣	金鈕頭、金衫扣
莧菜	野莧菜	鐵包金	烏龍根、老鼠耳
臭茉莉	臭屎茉莉、大髻婆	顛茄	野顛茄、紅顛茄、山馬鈴

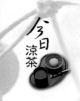

附錄二：筆劃索引

二劃
二葉茶　66
二陳止痢茶　81
二麥太子茶　84
人參葉潤燥茶　77

三劃
三仙茶　82
三草消黃茶　79
三黃南板藍根茶　230
三黃梔子茶　216
三鮮清熱茶　92
三藤清痹茶　86
土益草茶　80
大青葉連翹茶　232
大海欖茶　236
小兒七星茶　50
小兒消滯茶　83
山楂烏梅茶　94
山楂毛冬青茶　78
山楂糖茶　238

四劃
丹赤田茶　98
丹黃消痹茶　91
五仁葦莖茶　89
五仁茶　90
五花茶　45
午時茶　40
太子參麥冬茶　104
廿四味　42
手足口病涼茶　204
木棉花祛濕茶　96
止咳消暑茶　108
水翁花茶　64
火炭母雞蛋花茶　100
火麻仁茶　101
王老吉　34

五劃
冬瓜仁決明蜜　106
冬瓜仁銀花蜜　106
外感清熱茶　52
甘和茶　36

甘露茶　38
生首烏降脂茶　103
白雲山涼茶　237
石冬茶　110
石岐外感茶　107
石知銀茶　205
石榴皮茶　94

六劃
地車瀉火茶　111
地赤消紅茶　112
百合麥冬茶　109
百合桑杏茶　114
百眼藤茶　70
竹葉石膏茶　116

七劃
佛耳草茶　73
決明綠茶　118
利濕解酒茶　113
沙參麥冬茶　218
沙溪涼茶　44

八劃
芥菜蜜棗茶　63
垂盆草茶　124
板連預防茶　108
板藍根感冒茶　109
枇杷款冬茶　119
泌炎寧茶　60
金水六君茶　219
金地龍茶　126
金銀花連翹消痘茶　117
青天葵貓爪草茶　228

九劃
茅根竹蔗茶　65
保健開胃茶　130
風粟殼糖茶　62
風熱銀蓮茶　102
宣肺利咽茶　134
祛濕消滯茶　136
祛濕減肥茶　135
神麴山楂茶　137

神麴茶　56
苦瓜乾茶　239
紅蘿蔔水馬蹄茶　65
香薷厚朴茶　141

十劃
茵陳丹田茶　138
降火通淋茶　125
草決明降脂通脈茶　139
草荷清濕茶　140
夏桑菊　143
夏菊苦丁茶　144
柴芩宣肺茶　212
柴芩茵陳茶　146
柴胡桔梗水痘茶　145
桑青預防茶　147
桑菊蘆根北杏茶　148
桑菊枇杷茶　150
桑菊消紅茶　152
桑菊銀翹蘆根茶　208
流感茶　209
消食止瀉茶　149
消食除臭茶　151
消積茶　124
消脂減肥茶　156
消脂解酒茶　154
消暑冬瓜茶　69
消暑生津茶　155
消暑利濕茶　160
消暑益氣茶　158
消滯茶　51
馬齒莧白糖茶　88
疳積茶　159
益陰健胃茶　157
臭草綠豆茶　41
蚌花蜜棗茶　63

十一劃
荷葉金銀花解暑茶　164
荷葉扁豆茶　162
健胃茶　142
崩大碗茶　62
淡竹葉茶　163
涼粉草葛根茶　142

陰虛感冒茶 120
參麥養陰茶 122
清心止痛茶 171
清利通淋茶 176
清胃止痛茶 178
清胃除臭茶 177
清熱宣肺茶 166
清熱流感茶 214
清熱消麥茶 172
清熱消雪茶 167
清熱潤肺茶 163
清熱潤便茶 169
清熱減肥茶 174
清熱感冒茶 168
清熱解毒消痘茶 170
清疳消積茶 179
清淵化濁茶 180
清暑茶 184
清濕止瀉茶 186
清解退熱茶 181
清瘟敗毒飲 220
清瘟敗毒散 233
清燥潤肺茶 182
清燥救肺茶 222
連翹菊花蘇葉北杏飲 206
陳皮桂枝蘇葉北杏飲 207

十二劃
菊花茶 37
菊花夏枯草茶 189

菊花清肝降壓茶 202
菊綠茶 188
黃皮葉茶 71
黃芩山梔茶 224
黃花菜根茶 70
黃連生地茶 221
黃連石膏茶 226
減肥三葉茶 239
斑疹茶 48
滋陰潤肺茶 183
疏風止痛茶 190
疏風定驚茶 194
疏風清肺消痘茶 191
疏風清熱散結茶 229
疏風舒淵茶 192
紫草茸糖茶 71

十三劃以上
滑石連翹茵陳茶 227
銀甘茶 185
銀連黃涼茶 210
傷風咳茶 54
鉤藤菊花茶 131
塘葛菜茶 59
感炎平茶 39
槐花茅根茶 193
解表清肺茶 196
解毒清肺茶 197
榕樹鬚茶 200
豨薟菜地骨茶 200

魯太爺甘露茶 58
廣東涼茶 35
蔦芩和胃茶 215
葛根金銀花透疹茶 198
葛根茶 162
葫蘆茶 64
養肺清咽茶 128
養陰止咳茶 123
養陰消雪茶 132
養陰清熱消痘茶 129
橄欖蘿蔔茶 68
橄欖酸梅茶 69
龍井大蒜茶 238
龍芽茶 87
蒼桑養陰茶 115
薄荷薑糖茶 240
薏芩清痹茶 201
蕺菜菜頭茶 76
欖蔥茶 46
雙花蒲公英茶 217
雙梅茶 72
雞咳茶 43
雞屎藤糖茶 66
薑茶 107
羅漢果南北杏茶 97
羅漢果茶 68
藿香佩蘭茶 76
鄧老涼茶 241
罐裝/盒裝涼茶（植物飲
料） 241

部分圖片作者名錄

MEMO

....

....

....

....

....

....

....

....

....

....

....

....

....

MEMO

....
....
....
....
....
....
....
....
....
....
....
....
....
....
....

國家圖書館出版品預行編目資料

今日涼茶／佘自強著. -- 一版. -- 臺北市：大地,
　2012.05
　　　面：　　公分. --（經典書架：20）

　　ISBN 978-986-6451-51-5（平裝）

　1. 食療　2. 飲料

418.95　　　　　　　　　　　　　　　　101007153

今日涼茶

作　　　者	佘自強
創 辦 人	姚宜瑛
發 行 人	吳錫清
出 版 者	大地出版社
社　　　址	114台北市內湖區瑞光路358巷38弄36號4樓之2
劃撥帳號	50031946（戶名　大地出版社有限公司）
電　　　話	02-26277749
傳　　　真	02-26270895
E - m a i l	vastplai@ms45.hinet.net
網　　　址	www.vastplain.com.tw
美術設計	普林特斯資訊股份有限公司
印 刷 者	普林特斯資訊股份有限公司
一版一刷	2012年5月

經典書架 020